我要再長高7cm

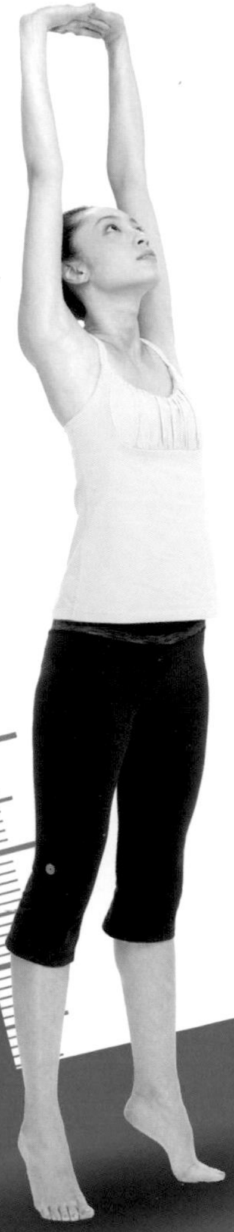

「姿勢」，是左右身心健康的關鍵因素

我是一名姿勢指導師以及脊椎指壓治療師。我的工作內容顧名思義，就是幫助患者調整出最適合自己的正確姿勢。除此之外，也提供運動或生活習慣等各方面的建議，確保大家即使回到家後，也能一直維持端正的體態。

在我們辦公室裡，每天都有許多來自全國各地的諮詢電話、郵件，有些人希望改善身心失調，而想要瘦身、增高的也大有人在……。但不管諮詢的原因為何，我通常會建議患者做的第一件事是「調整姿勢」。先改善以駝背為主的「不良姿勢」，再從專業的角度提供建議，讓患者儘量可以在生活中維持「正確姿勢」。

「姿勢」，是左右身心健康的關鍵因素。

保持背部挺直的「正確姿勢」，除了可以使外觀上看起來好看，也同時具有維持身體運動機能、讓肌肉和關節正常活動、保持自律神經平衡，以及促使內臟和荷爾蒙順利運作的功用。換句話說，當我們的身體維持在正確的姿勢時，身心就能呈現一個充分傳遞能量的健康狀態。

維持「正確姿勢」，聽起來好像不是一件難事？但事實上，對現代人來說保持「正確姿勢」卻已經變成不可能的任務。打電腦、開車、用餐、滑手機……，放眼望去，生活中處處充斥著駝背、頭往前伸等「壞習慣」姿勢，而且絲毫沒有人發現自己已身處在錯誤姿勢帶來的危險之中。

本書介紹的「拉背直脊操」，正是能矯正這種「壞習慣」姿勢，是可以讓大家在日常生活中都能維持「正確姿勢」的體操。請每天持續做幾分鐘看看！從小孩到成人，不論是哪個年齡層，都能在2～3個月內明顯感受到身體的變化，不但身高拉長、肩膀僵硬、腰痛等身體疼痛感消失，體重也會明顯減少。希望大家都能把「拉背直脊操」當作日常生活的一部分，體會前所未有的健康人生！

清水　真

我要再長高7cm！●目錄

PART1 拉背直脊操 準備篇

開始挺直背脊的生活吧！

檢視造成「壞習慣」的生活方式！

PART2 拉背直脊操 基本篇

PART 5 拉背直脊操 減重篇

PART
1

拉背直脊操

準備篇

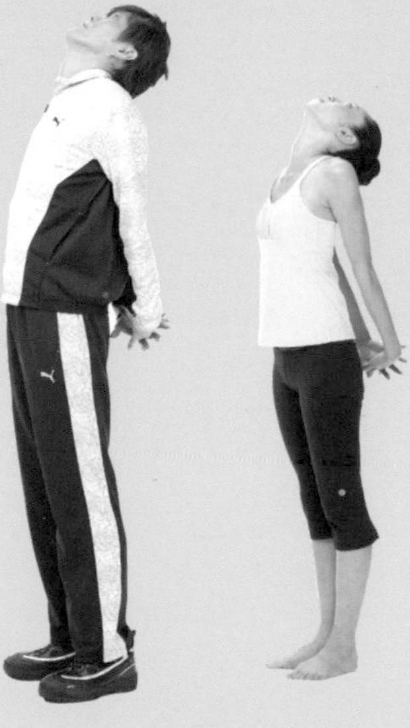

「拉背直脊操」，是沒有年齡限制、可以拉長身高的動作，
對於身體僵硬、不善於運動的人來做是再適合不過！
除了可以長高、矯正姿勢外，
還能有效改善肩膀痠痛、頭痛、眼睛疲勞等不適症狀，
達到減重、抗老化的顯著效果。
是個讓你的身體更健康、人生更快樂的體操。

開始挺直背脊的生活吧！

別輕易放棄！成人也有再長高的機會

來到我的診所求助的患者不分男女老少，涵蓋了各年齡層。剛開始大家是為了緩解肩膀痠痛、腰痛、膝部疼痛等症狀而上門求診，但是等到看過幾次診、症狀得到改善後，就會有患者提出新的請求：「老師，有沒有什麼方法可以讓身高增高，即使是2公分也好？」。會提出這樣請求的，不只是想要擁有和模特兒、空姐一樣曼妙身材的年輕女性，像運動選手等有職業上需求的人也大有人在，更不用說一般人也多半會有「想增高」的願望。

但是大部分的人認為，一旦過了發育期，「就再也不會長高了」。而且，過了一定的年紀，身高反而會縮水，變得比以前還矮，一般遇到了這種狀況都會消極認定，「沒辦法，年紀大了」，然後放棄努力。但儘管如此，如果有超過30、40歲的患者問我：「我還可以長高嗎？」，我給的答案一定是「可以」！

應該會有很多人覺得我在吹牛吧？不過，不管前來尋求協助的是男性或女性、為了孩子成長而煩惱的母親、10～20幾歲的年輕人、甚至是50歲以上的中高年人士，我一定會很有自信的回答一樣的答案：**「不管你現在幾歲，只要立刻開始做「拉背直脊操」，就一定可以再長高！」**

而且這個「拉背直脊操」，不用任何特別的推拿或按摩動作和昂貴道具，只要利用家裡都有的東西就可以拿來應用操作，所以不需要任何額外花費。在家裡、在公司也可做「拉背直脊操」，方法簡單易懂，任何人都能做到，更能實現長高的願望。

拉背直脊操可以把體態調整得更完美

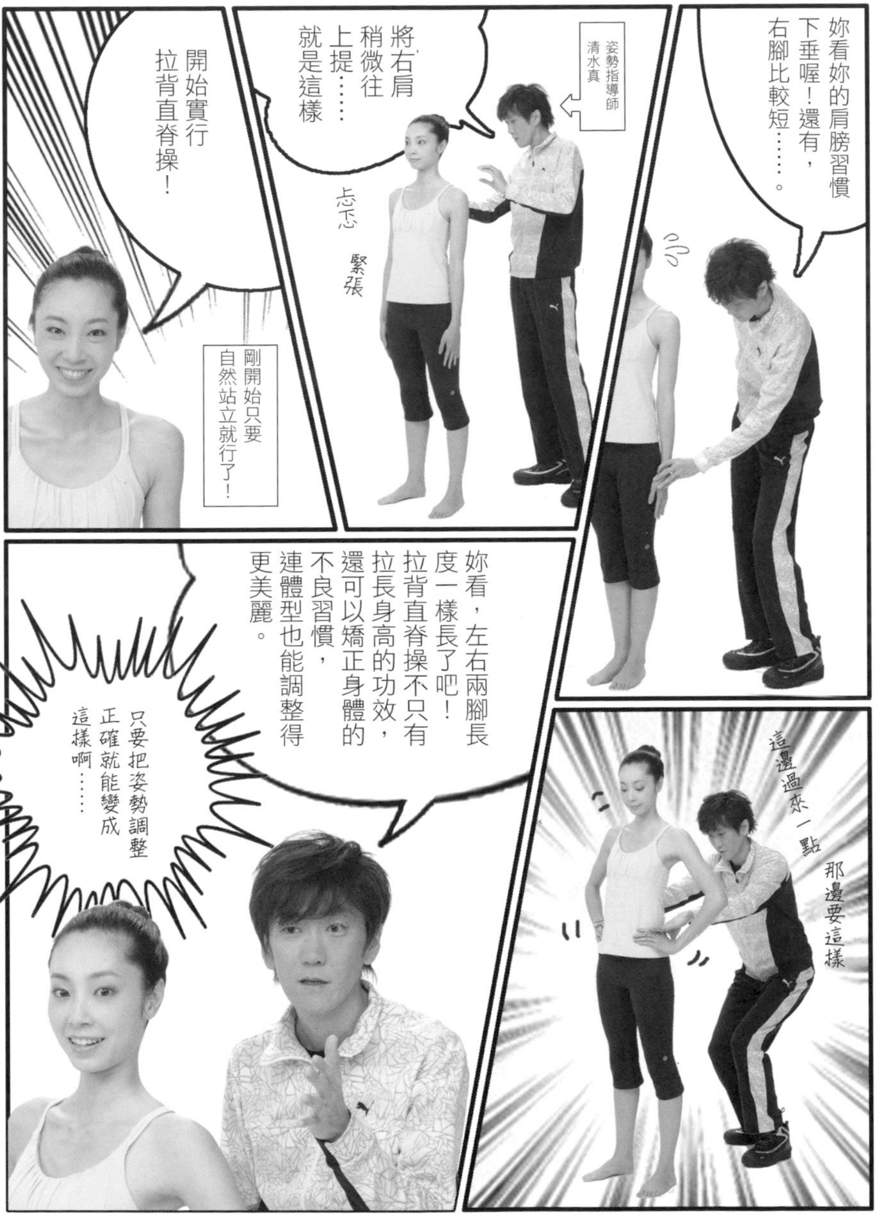
開始實行拉背直脊操！
剛開始只要自然站立就行了！
姿勢指導師 清水真
將右肩稍微往上提……就是這樣
忐忑 緊張
妳看妳的肩膀習慣下垂喔！還有，右腳比較短……。
妳看，左右兩腳長度一樣長了吧！拉背直脊操不只有拉長身高的功效，還可以矯正身體的不良習慣，連體型也能調整得更美麗。
只要把姿勢調整正確就能變成這樣啊……
這邊過來一點
那邊要這樣

你是不是讓「壞習慣」影響了你的脊椎？

「脊椎」是支撐我們身體的支柱。如果用建築物作比喻，身體是房子，「脊椎」就是「頂樑柱」，它負責支撐起整棟房子的重要中心，承擔著很大的重量和負擔。只是，頂樑柱會因為過度的負重折斷，但脊椎卻不是那麼容易就能被折斷。

「脊椎」雖說是支柱，卻不是只由一根骨頭組成，而是由30幾個脊椎骨、和在中間擔任動作緩衝的「椎間盤」所組成。形狀和筆直的柱子不同，是微有彎曲的S形，這個形狀是為了分散身體所承受的衝擊和負重、減輕和避免過度的負擔，所以「脊椎」的結構是柔軟的。因此，稍微對「脊椎」施加一些壓力不至於造成斷裂，但是因為它的柔軟，相對地也容易造成變形。**如果覺得駝背比較舒服的人要特別小心，因為這樣的習慣，會讓「脊椎」的S形消失，轉變成C形，這就是造成身高縮水的「壞習慣」**。

請試著挺直背部！只是做簡單的小動作，身高就會拉長1公分。可是，一旦身體有了「壞習慣」而長期影響「脊椎」，就連挺直背部也不會再有任何作用。若置之不理，不只是身高縮水，在健康上也會產生不良影響。肩頸僵硬或痠痛、腰痛等症狀，就是因為彎腰駝背的「壞習慣」讓「脊椎」無法平均分散身體的負擔，使某部位負擔過重所造成。如果又壓迫到通過「脊椎」內的神經，會因此引起其他各種問題，也不是不可能的事情。

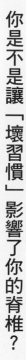

當「壞習慣」影響「脊椎」時……

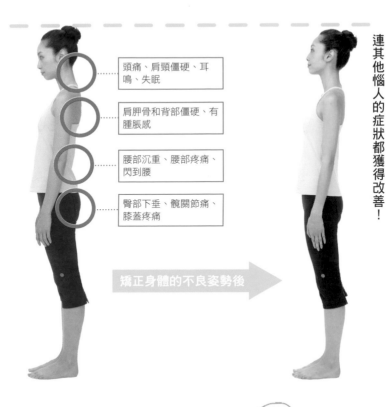

不僅身高變高了，連其他惱人的症狀都獲得改善！

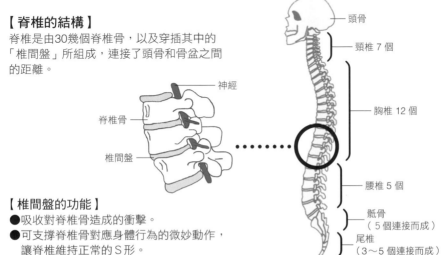

【脊椎的結構】

脊椎是由30幾個脊椎骨，以及穿插其中的「椎間盤」所組成，連接了頭骨和骨盆之間的距離。

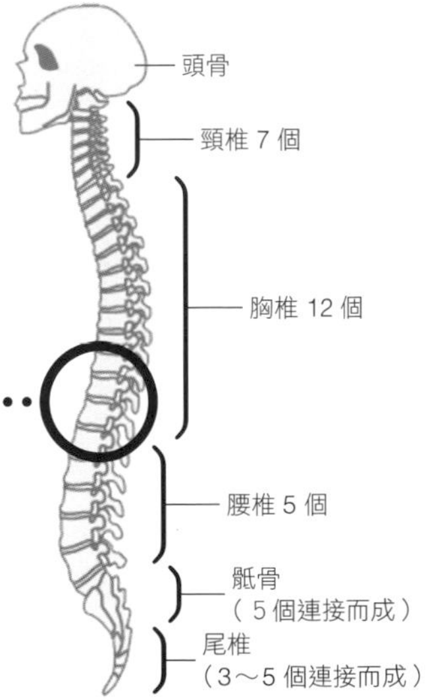

【椎間盤的功能】

●吸收對脊椎骨造成的衝擊。
●可支撐脊椎骨對應身體行為的微妙動作，讓脊椎維持正常的S形。

新的生活習慣病——「不良姿勢」

我們之所以能順利地做出日常生活的各種動作，是因為骨骼、肌肉、關節、韌帶、神經等，身體所有部位合作無間帶來的結果。其中，脊椎扮演著中心重要角色。站立、坐下、走路……在所有的動作中，支撐著身體並維持平衡。

前面提到，「脊椎」的結構很柔軟，以便能因應各種動作做出反應。這也是脊椎容易彎曲、養成不良習慣主要原因。然而，並不是每個人都是因為習慣姿勢而讓脊椎養成壞習慣。在我們的日常生活中，不論工作也好、家務也罷，總有很多事情要去處理。使用電腦、閱讀文件或書籍時，我們會下意識地把頭往前傾，造成駝背的姿勢。

頭部的重量約佔體重的8～9％，一般正常體型的人頭部也有4～5公斤，只有脊椎支撐著頭部的重量。當脖子往前傾時，會對脊椎造成更大的負擔。

例如，**當為了看清楚筆電的螢幕，而將脖子往前伸出7公分，把臉貼近螢幕，對頸椎（位在頸部的脊椎）造成的負擔約為脖子挺直時的3倍。**因為只光靠脖子是無法支撐頭的重量，所以身體會採取拱著背的姿勢以分散脖子的負擔，然後利用肌肉的力量補強脖子的支撐力。雖然這樣可以使身體盡量維持平衡，但是只要長時間持續脖子往前傾的姿勢，脊椎就無法維持正常的曲度，形成了彎腰駝背的「壞習慣」。於是，造成肌肉疲勞、肩頸痠痛、血液循環不良等全身性影響……。所以「不良姿勢」，正是現代社會的生活習慣病。

「不良姿勢」是萬病之源！

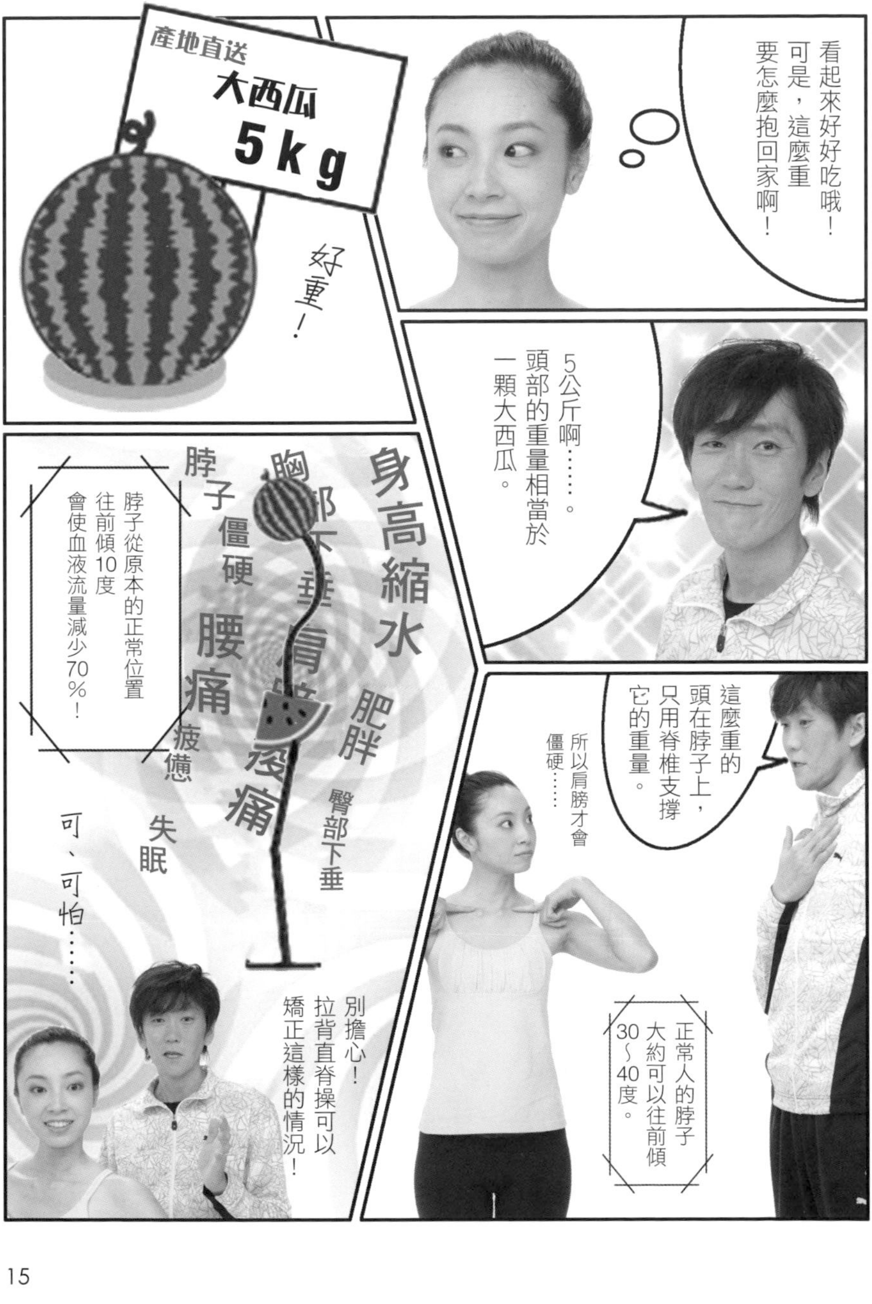
看起來好好吃哦！可是，這麼重要怎麼抱回家啊！
產地直送
大西瓜
5kg
好重！
5公斤啊……。頭部的重量相當於一顆大西瓜。
這麼重的頭在脖子上，只用脊椎支撐它的重量。
所以肩膀才會僵硬……
正常人的脖子大約可以往前傾30～40度。
脖子從原本的正常位置往前傾10度會使血液流量減少70%！
身高縮水
胸部下垂
脖子
脖子僵硬
肩膀痠痛
腰痛
肥胖
臀部下垂
疲憊
失眠
可、可怕……
別擔心！拉背直脊操可以矯正這樣的情況！

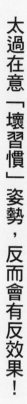

太過在意「壞習慣」姿勢，反而會有反效果！

本來應該往前方微微彎曲的頸椎，卻呈現筆直狀態就稱為「直頸」。近年來，有愈來愈多和駝背合併引起的個案，因姿勢不良導致脊椎產生習慣性問題。此外，日常生活中使用的慣用方向，很容易造成脊椎的「壞習慣」。例如，慣用右手的人會大量使用右手，連站立時也不自覺地把重心放在右腳。結果，就養成了脊椎往右側大幅傾斜的「壞習慣」。

駝背、直頸、左右不平衡，原因都是在日常生活中的習慣，養成不良姿勢和動作。「我有駝背，我要矯正姿勢」，時時提醒自己維持正確姿勢固然重要，但多數時間是根本不會發覺脊椎出現「壞習慣」。另外也存在著因為職業上的需要而無法避免的生活動作。所以要徹底根除脊椎的「習慣」，不只要不斷提醒自己，還要針對各種不同的「習慣」，去養成習慣並實踐改善的方法。

以下要介紹的「拉背直脊操」。請大家先練習本章介紹的入門篇—「正確的坐姿」。不論成人或小孩，日常生活中都需要長時間坐著。**當我們注意到脖子不往前傾、不駝背時，背脊就會挺直。即使只有一瞬間也好，只要慢慢把時間拉長即可。**在日常生活中，時時提醒自己要「正確地坐著」，多注意姿勢、矯正脊椎的「習慣」，是「拉背直脊操」的重點。

【正確的坐姿】

正確的坐姿可以避免造成疲勞，若姿勢不良，也容易造成肌肉疲勞、引起僵硬或腫脹，甚至導致動作變得不靈活、運動能力下滑等問題。

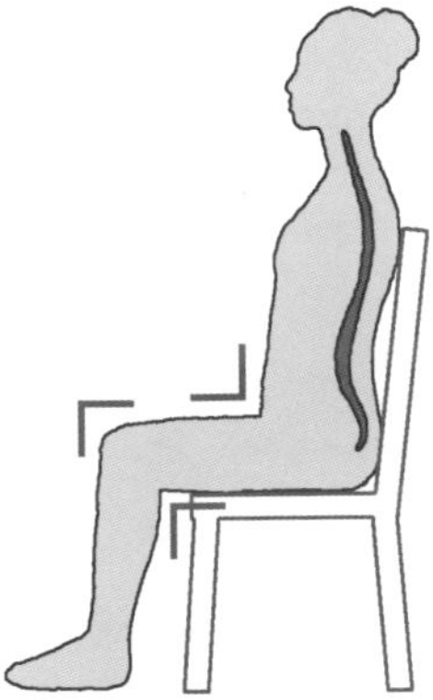

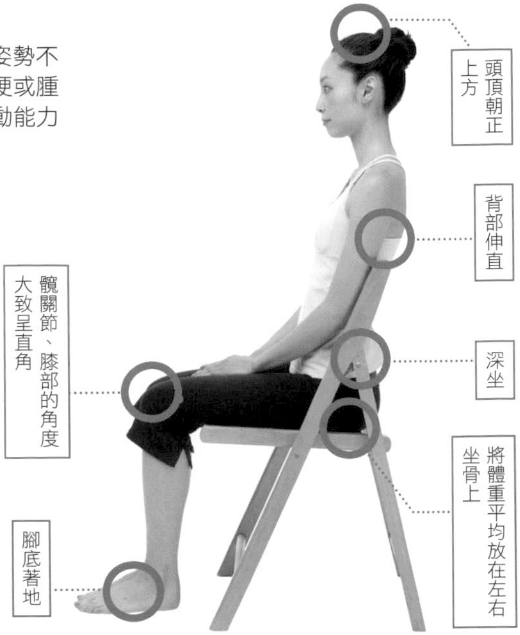

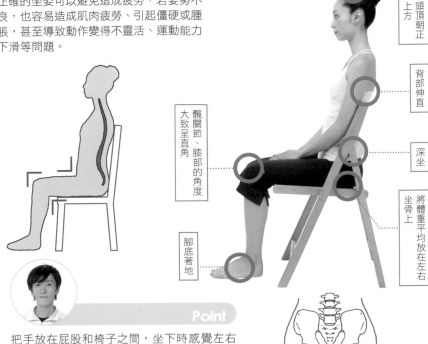

Point

把手放在屁股和椅子之間，坐下時感覺左右兩邊屁股都承受均等的重量。

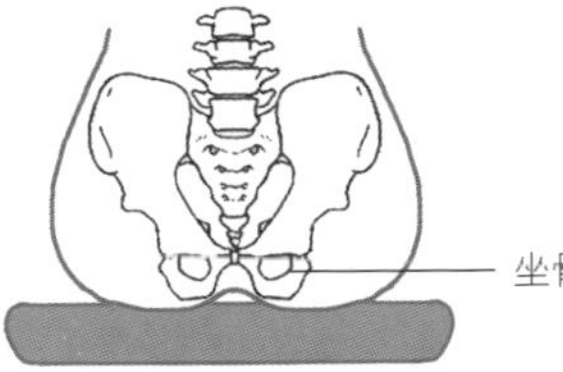

當不良姿勢變成習慣後……

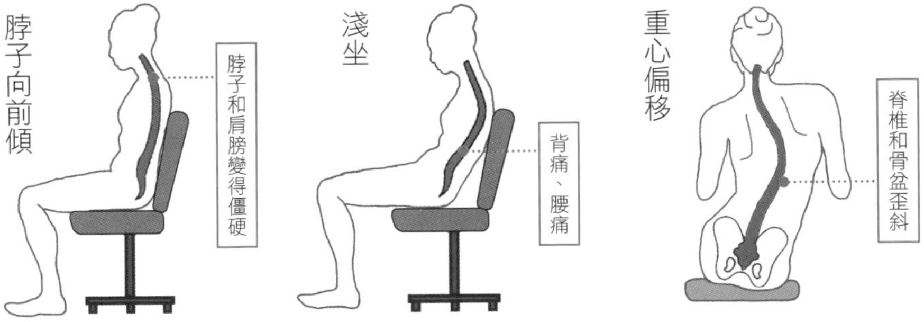

如果不是正確的坐姿，會使骨盆歪斜、脊椎弧度變形。若長久持續這種狀態，骨骼和肌肉的生長方式、體型都會變形。容易發胖、看起來比實際年齡老，其實都是肇因於不良姿勢。

「蜷縮式生活」和「挺立式生活」，你選擇哪一個？

身高倒縮和年齡無關但卻和姿勢息息相關。其實，我在大學畢業後曾有一段時期，原本185公分的身高縮水了2公分。或許有人會認為，都這麼高了，少個2公分也沒什麼好大驚小怪的。的確，外表看起來是沒有太大變化。可是，問題在於身體裡發生了什麼變化？身高倒縮，意味著脊椎和脊椎之間的空間間隔縮小。當姿勢不良時，全身的血液、淋巴循環就會變差，在脊椎和脊椎之間擔任緩衝的椎間盤，也無法貯存充足水分，因而導致萎縮。

脊椎間總共有23個椎間盤，只要每一節都短縮1公釐，身高就會倒縮23公釐。

若這種狀態長期持續下去，全身骨骼就會歪斜、關節開始鬆動。脊椎和肌肉漸漸無法支撐沉重的頭部重量，駝背狀況也會愈來愈嚴重，胸腔因而受到擠壓變窄，胃和心臟也會受到壓迫，想當然耳，內臟的功能也隨著低落。

由於姿勢不良而導致的「蜷縮式生活」，也可和縮短壽命劃上等號。與這種糟糕狀態相反的，就是我親身實踐的「挺立式生活」。不只可以恢復原本倒縮的部分，至今仍然每年都還會長高，如果持續這樣的生活習慣，等到花甲之年時，不但身體不易疲勞，也不會有肩膀痠痛、腰痛的煩惱。「挺立式生活」不但能照顧到身心健康，也能變成「長壽生活」。

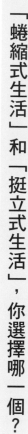

不良姿勢會造成短壽！？

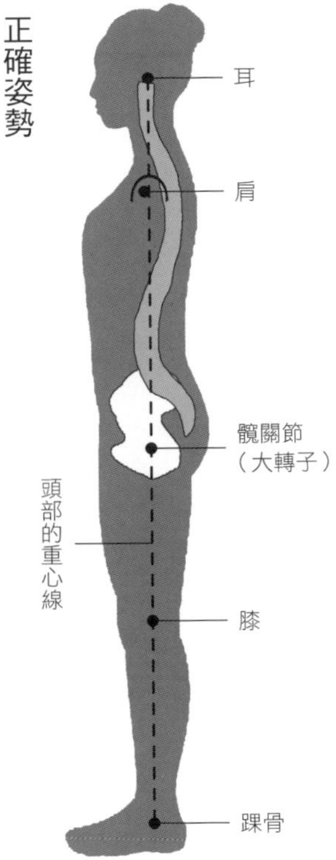

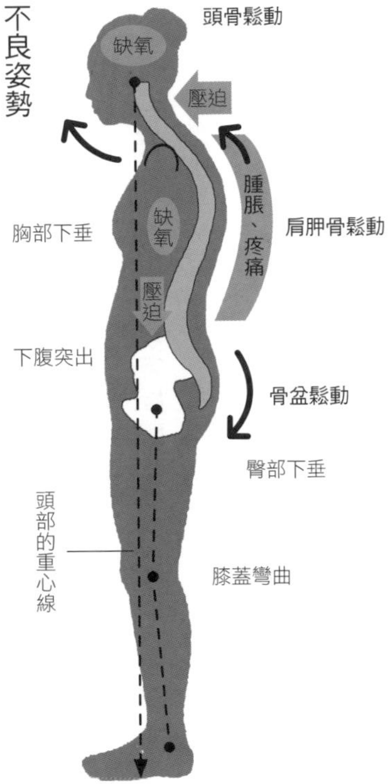

從側面看過去，耳、肩、髖關節、膝蓋、踝骨，會大致排列在同一直線上。由於頭部座落在身體重心線的正上方，所以肌肉不易疲勞、血液和淋巴循環也不會受到阻礙。

頭部的重心點移位到肩膀前面，增加對頸周的肌肉負擔。結果是血液循環惡化、除了肩頸僵硬之外，身體內外也產生各種惱人問題。

當骨盆、肩胛骨、頭骨鬆動的話，椎間盤和關節的水分就會流失！ ＝ **身高縮水、運動能力低下，容易引起浮腫、慢性疲勞。**

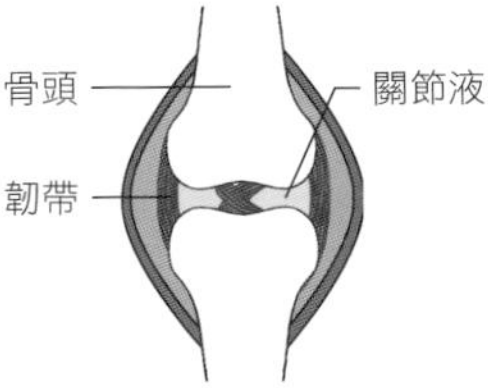

使關節活動順暢的「關節液」，具有潤滑油的功能，如果分泌不夠充足，關節的動作就會不靈光，可以活動的範圍就會變窄。

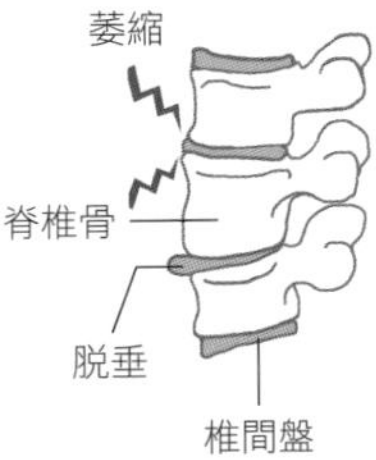

椎間盤萎縮是缺乏水分所造成，除了是使身高倒縮的原因，也容易引起腰痛、椎間盤突出等症狀。

拉背直脊操的原理：用「好習慣」換掉「壞習慣」

「虎ノ門脊椎指壓治療院」的院長碓田拓磨醫生，同時也是早稻田大學保健體育科的現任講師。我在因緣際會下有幸參加碓田醫生舉辦的講座，了解到不良姿勢會對身體產生的影響，並蒙受醫生指導，學習能改善姿勢的「駝背矯正操」。之後，我正式投入學習有關「姿勢」的知識，並取得姿勢教育指導師的資格，開始從事推廣「正確姿勢」的活動。

既然要指導別人，自己的姿勢一定要正確、可以做為「範例」！也許是因為長得高的關係，我努力改掉視線總是朝下，以及為了避開樑柱或門框，下意識地駝背的「習慣」，奉行碓田醫生的「駝背矯正操」，而在這過程中我竟然開始長高了。在確信有效之後，我再加入自己想出來的體操加以輔助，建議「身高倒縮」、「想長高」的人實行，結果效果超乎意料之外的好。**透過「正確姿勢」和每天實踐可輕鬆維持姿勢的體操，身高就會拉長**，完全無關年齡。我再以這些經驗為依據，想出更簡單、更容易、每天都能持續做的方法，於是衍生出這套「拉背直脊操」。

然而，如果想強行矯正姿勢和動作的「壞習慣」，反而會對身心造成壓力。那麼，要怎麼做才能矯正脊椎的「壞習慣」呢？對付因不良姿勢養成的「習慣」，只要提醒自己用「好習慣」對付「不良習慣」，一正一負不只能夠抵銷負面效果，還能為你的健康帶來更多的好處。

捲成圓筒狀的海報和「不良姿勢」間的關聯

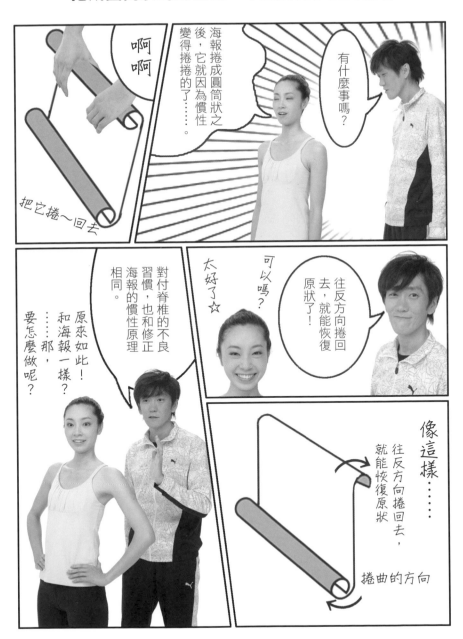

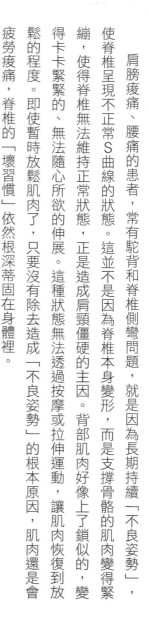

矯正「壞習慣」姿勢的3種方法

肩膀痠痛、腰痛的患者，常有駝背和脊椎側彎問題，就是因為長期持續「不良姿勢」，使脊椎呈現不正常S曲線的狀態。這並不是因為脊椎本身變形，而是支撐骨骼的肌肉變得緊繃，使得脊椎無法維持正常狀態，正是造成肩頸僵硬的主因。背部肌肉好像上了鎖似的，變得卡卡緊緊的、無法隨心所欲的伸展。這種狀態無法透過按摩或拉伸運動，讓肌肉恢復到放鬆的程度。即使暫時放鬆肌肉了，只要沒有除去造成「不良姿勢」的根本原因，肌肉還是會疲勞痠痛，脊椎的「壞習慣」依然根深蒂固在身體裡。

而且，脊椎裡有對全身下達命令的神經通過，包含讓人感覺疼痛的「感覺神經」和「知覺神經」、牽動肌肉動作的「運動神經」、調整內臟和荷爾蒙分泌的「自律神經」，只要有一項無法順利運作，就會引起生理和心理上的問題，有時還會發展成更嚴重的疾病。不過，**只要恢復脊椎的健康狀態，原本僵硬的肌肉和神經，也會恢復到正常的運作狀態，身心也能恢復健康。**

「拉背直脊操」為了能讓任何人都能輕鬆上手，進而改善因「不良姿勢」導致的所有不良影響，所以特別組合以下3種方法操作進行。「矯正姿勢」的體操、「維持正確姿勢」的肌力鍛鍊，以及「活化脊椎功能」的拉伸運動。每一種都是可在短時間內完成的簡單運動，剛開始只要挑其中一種來做，次數也是盡自己所能即可，重點是要養成習慣每天持續進行。

【拉背直脊操　3 種伸展方法與減重效果】

矯正姿勢

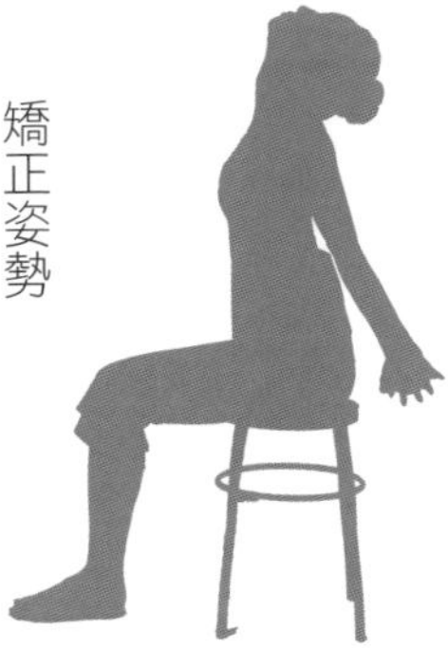

拉背直脊操　基本篇（P33～48）

透過把「不良姿勢」矯正回「正確姿勢」的動作，矯正身體左右不平衡和駝背等脊椎的不良「習慣」問題，恢復脊椎的正常S曲線。

駝背矯正動作……………………矯正脊椎「習慣」的動作

拉背直脊操　縱向伸展
拉背直脊操　橫向伸展　}……伸展脊椎，也能消除左右不平衡的動作

拉背直脊呼吸法…………………改善姿勢＋活化腦部功能

矯正各種駝背類型的動作………類型判別請參照P26～29！

強化肌肉

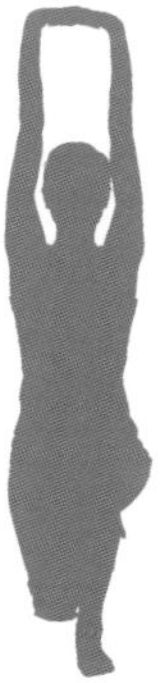

拉背直脊操　肌力鍛鍊篇（P49～64）

為了維持正確姿勢，請利用下列3式為訓練重點，鍛鍊支撐脊椎的肌肉。

闊背肌……從後方支撐脊椎、上半身的主要肌肉。鍛鍊這區塊的肌肉，能有效消除肩頸僵硬、痠痛問題。

腰大肌……連接骨盆和上半身的重要肌肉。強化腰大肌不僅是維持正確姿勢不可或缺的方式，也能強化體幹部位，讓骨盆、內臟回到正確位置上。

腹肌……能如同「天然束腰」一樣收束體型、具有維持正確姿勢、保護骨盆等多種功能的肌肉。將腹部分成上中下三區塊，均衡地強化。

提升代謝

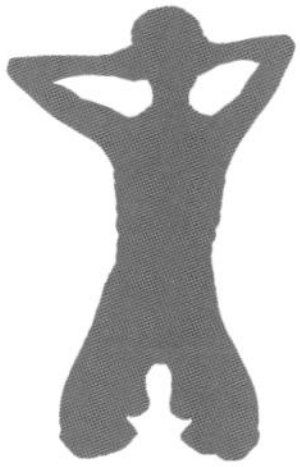

拉背直脊操　拉伸篇（P65～76）

強化具有維持姿勢功能的肌肉群。以肩胛骨周邊為中心，強化脊椎的支撐力和提升身體代謝力。

肩胛骨……當姿勢不良，左右兩邊肩胛骨經常呈現被左右拉扯的狀態時，會導致周邊肌肉僵硬、血液循環變差。肩胛骨附近分布許多可促進燃燒脂肪的棕色脂肪細胞，因此舒緩肌肉、促進血液循環，可提升全身代謝、提高脂肪燃燒率。

瘦身！

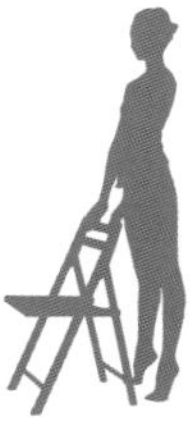

拉背直脊操　減重篇（P77～93）

蒐集了著重在瘦身、緊實等美容效果的體操，可矯正骨盆鬆弛、緊實臉部輪廓線等，全是可以趁工作或家務空檔時進行的簡單體操。和拉背直脊操的基本方法、肌肉鍛鍊法、拉伸法搭配實行，效果會更好。

檢視造成「壞習慣」的生活方式！

在開始做拉背直脊操之前，請先檢視現在的生活方式，找出哪些習慣是造成脊椎「壞習慣」的原因。

以下列舉項目，請在符合該項的方格內打勾。

□重度使用電腦、手機、遊戲機等３Ｃ產品
□肩、頸、背部容易僵硬
□習慣用手肘撐在桌面上
□長時間站立就會背痛或腰痛
□有很多令人沮喪的事情
□扭動身體的動作很不靈活
□沒辦法做擴胸的動作，只要一擴胸，背部和肩膀就會覺得卡卡的
□做不了腹肌運動
□容易疲勞，總是覺得很累
□總是淺坐，整個人靠在椅背上
□總是用同一側肩膀背包包等重物
□經常側身坐、跪坐、盤腿坐
□長時間坐在辦公桌前工作（１天６小時以上）
□有人說自己駝背，或自己也有發覺
□覺得有脊椎側彎問題
□站立時，會採取將重心放在單腳上的「休息」姿勢
□看電視時喜歡枕著手肘側躺
□經常趴著看書
□仰躺時不容易入睡
□穿裙子時，裙頭會歪掉，夾克、套裝會穿到變形
□鞋底只有一邊比較容易磨平
□躺在堅硬的地面時，就會背痛或腰痛
□「下腹突出」或「臀部下垂」
□坐著時常不自覺翹起二郎腿

只要有一項選項符合……

脊椎有「壞習慣」的可能性很大。即使現在不嚴重所以不在意，可是姿勢惡化造成的不良影響也會逐漸顯現。如果符合項目超過４項，請馬上開始做「拉背直脊操」，以改善姿勢。

符合項目愈多，表示姿勢惡化愈嚴重、需要矯正「不良姿勢」的時間也跟著拉長。對於符合右頁測驗的項目，請提醒自己從可以做的動作開始改善，把「拉背直脊操」融入生活習慣中。

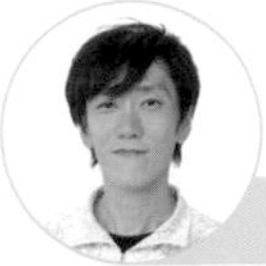

Point

隨著年齡增長，脊椎很容易養成「習慣」。即使是沒有項目符合的人，也建議做「拉背直脊操」，以維持脊椎的健康和正確姿勢。

「蜷縮式生活」還是「挺立式生活」？

你的「再長高」可能性診斷測驗

是否偏食？	A不太會	B有
有固定做運動的習慣嗎？	A有	B沒有
有午睡習慣嗎？	A有	B沒有
寢具的硬度如何？	A偏硬	B偏軟
日常生活中有沒有壓力？	A有	B沒有
是否有強烈意願想「增高」？	A有	B沒有
是否經常熬夜？	A是	B不是
體型如何？	A偏胖	B偏瘦
喜歡咖啡、香菸、酒精類、垃圾食物嗎？	A喜歡	B討厭
有吃營養輔助食品嗎？	A有	B沒有

A＝3分、B＝－1分計算。回答總分如下：

30分……………實行「拉背直脊操」，可確實拉長身高。

20～29分………請把「拉背直脊操」當作生活習慣的一部分。

10～19分………請一一改善現有的生活習慣以及必須矯正的項目，並且早晚實行「拉背直脊操」。

０～９分………請重新檢視生活習慣，並依早中晚每天實行３次「拉背直脊操」。

負分……………請重新檢視生活習慣，並且儘早改善必須矯正的項目。只要有時間就實行「拉背直脊操」，建議一天多做幾次。

瞭解自己的脊椎「習慣」

駝背類型測試

有些人從外表看起來姿勢正常，但實際上脊椎的 S 曲線已經有了移位的情況產生。首先，請進行以下的測驗，以確認脊椎的哪個部位「突出」的最明顯。

【背部突出檢查的方法】

靠牆站立，背部、臀部、腳後跟緊貼在牆面上。接著，收緊下巴到胸部可進入視野範圍的程度。然後，再把後腦杓和肩膀貼在牆面上。

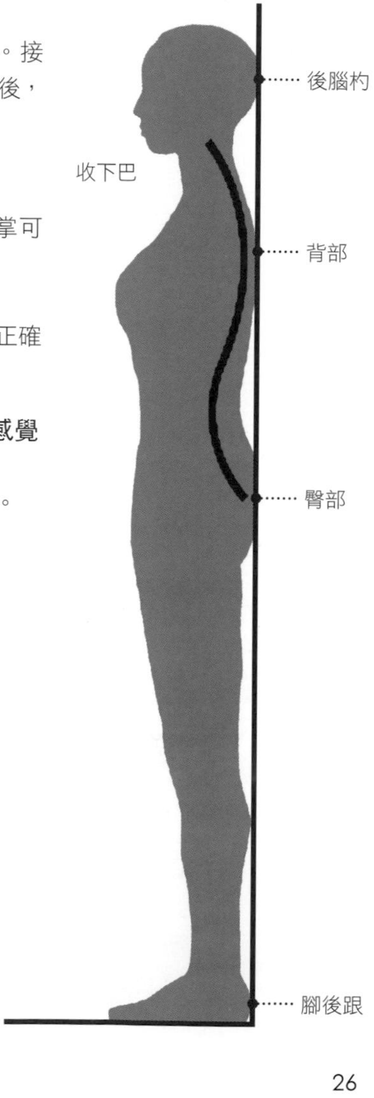

做這個姿勢時身體不會感覺不協調

在收緊下巴的狀態下，腰部與牆面的空隙為手掌可勉強伸進的狀況。

→脊椎的 S 曲線狀態良好

把「拉背直脊操」當做習慣，往後也能持續維持正確姿勢。

後腦杓和肩膀緊貼在牆面上時，會有不協調的感覺

即使收緊下巴，後腦杓也碰不到牆面，
後腦杓若碰到牆面，脖子和胸部有被拉扯的感覺。

→頸部型（P27）

一旦收緊下巴，腰部就會歪斜，
背靠在牆面上時，肩膀就碰不到牆面。

→背部型（P27）

腰部緊貼在牆面上，
沒有縫隙可讓手伸進去。

→腰部型（P28）

整隻手可伸進腰部和牆面的縫隙

→腹部型（P28）

符合以上多項類型

→混合型（P29）

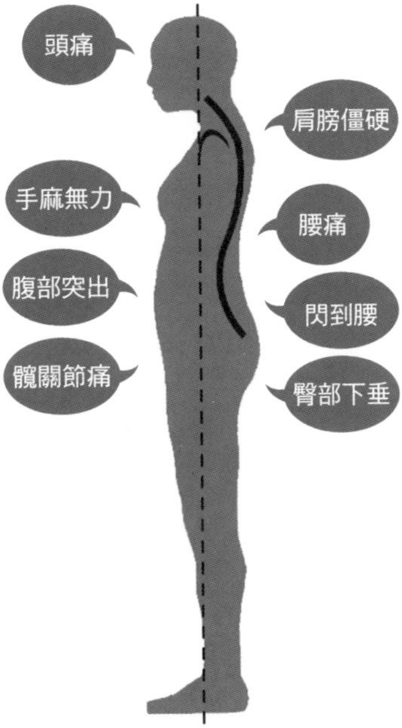

脖子往前傾　頸部型

由於頸部明顯突出，因此頸部肌肉變得緊繃、僵硬，特徵是容易出現肩頸僵硬、疼痛等狀況。由於脖子對肩膀造成的負荷，使知覺神經和運動神經受到壓迫，因此經常會感覺手麻無力。此外，流往頭部的血液循環惡化，除了會引起頭痛、眼睛疲勞、腦血管障礙等症狀，也大大提高了心臟衰竭的風險。

選擇適合自己的枕頭，最好避免會造成頸部肌肉緊繃的「高枕」。

對頸部型有效的「拉背直脊操」P47

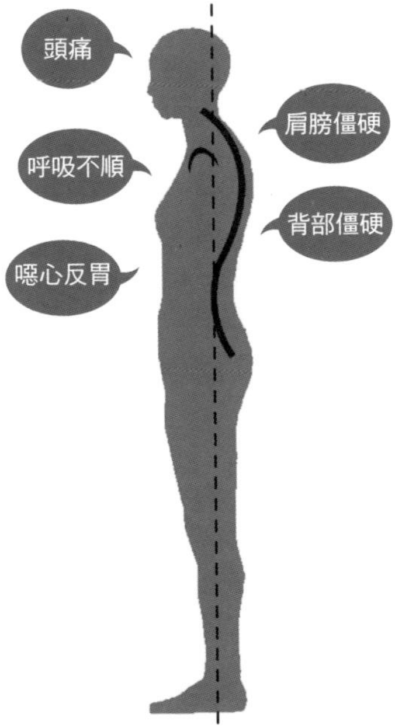

背部明顯突出　背部型

背部突出、肩膀往前傾、胸廓變窄，是典型的「駝背」不良姿勢。因為通過脊椎的自律神經受到壓迫，所以會多重引發胃和肝臟的問題，而且由於經常受到這種壓迫，容易降低胃消化功能。噁心想吐、胃酸過多、呼吸變得輕淺、進行深呼吸會引起肋間神經痛等，是此類型人常見的症狀。

請在開車時，在腰間墊個靠墊，讓背部能夠好好伸展。

對背部型有效的「拉背直脊操」P47

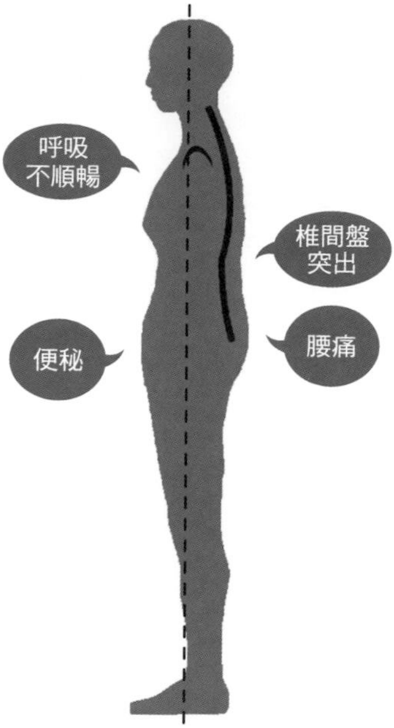

腰部的負擔沉重　腰部型

腰椎明顯突出的類型，特徵是坐下時腰椎突出的部分比站立時明顯。觸摸腰部的脊椎，會有硬邦邦的觸感，仰臥時碰到腰就會痛，就是這類型的人。由於經常對腰部造成負擔，所以容易引起腰痛，有時會痛到無法站起來。

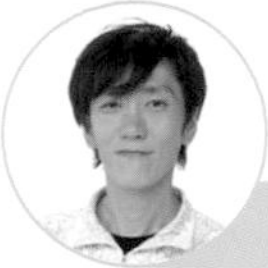

Point

不可以翹腳、盤腿坐、淺坐，坐在椅子上當然要挺直腰桿，坐在地上時，也要提醒自己挺直背部。

對腰部型有效的「拉背直脊操」P47

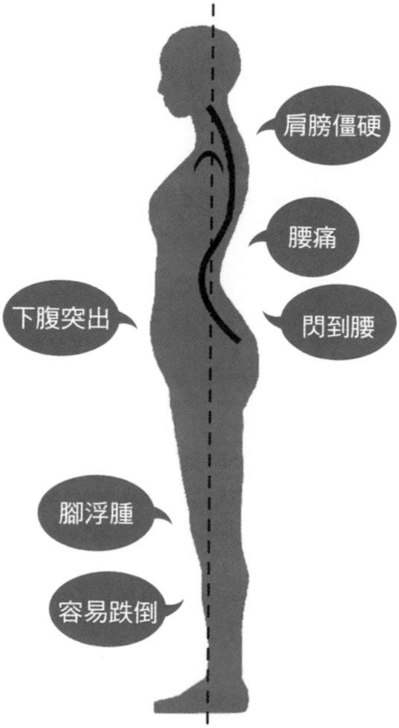

站立時容易脊椎側彎　腹部型

腰部過度往腹側內縮，造成脊椎的曲線變大。站立時就會變成脊椎側彎，特徵就是下腹明顯突出。很常出現在腹肌或者是背肌較弱的女性，尤其是孕婦和剛生產完的產婦、經常穿高跟鞋的女性。為了取得身體的平衡，會需慣性把頭往前傾，因此除了容易肩膀僵硬、腰痛，也會發生腳浮腫等下半身的問題。對於腸、腎臟、子宮等機能也有不小影響。

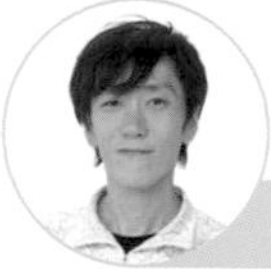

Point

骨盆有前傾的傾向，坐下時請稍微把腰部往後方拉，提醒自己將骨盆往後方倒下。

對腹部型有效的「拉背直脊操」P48

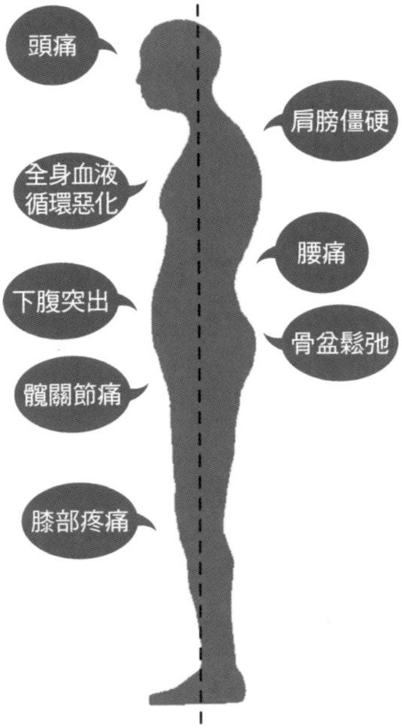

混合多種「壞習慣」　混合型

當脖子往前傾，背部就會明顯突出；可是想要伸直脖子，卻又變成脊椎側彎。像這樣，脊椎有好幾個地方形成「壞習慣」的案例並不少。混合型的人健康會不斷發生問題，而且為了維持身體的平衡，不只是脊椎，連骨盆和髖關節等部位也會歪斜鬆弛。

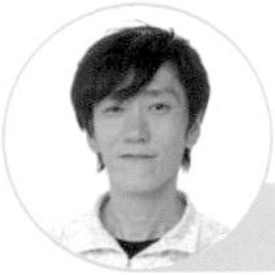

Point

在利用「拉背直脊操」矯正脊椎的「壞習慣」的同時，也要均衡地鍛鍊支撐脊椎的肌肉。

對混合型有效的「拉背直脊操」P48

檢查看看身體
是否有左右不平衡的「側彎」

檢查身體左右平衡的方法

站在鏡子前面、雙腳張開與肩同寬。兩手掌貼在大腿外側，上半身往側邊傾斜，請左右兩邊都做。

正常的狀態　傾斜一側的肩膀位置，會比另一邊乳頭的水平位置（約50度）偏下方。

若身體無法向側邊傾斜50度時，表示身體該側的肌肉已經變得僵硬。若左右某一邊傾斜有困難時，不易傾斜的一邊有可能發生側彎問題。實行「拉背直脊操」可以一面放鬆身體、一面強化肌力，提高身體的柔軟度，也可以矯正左右的不平衡。

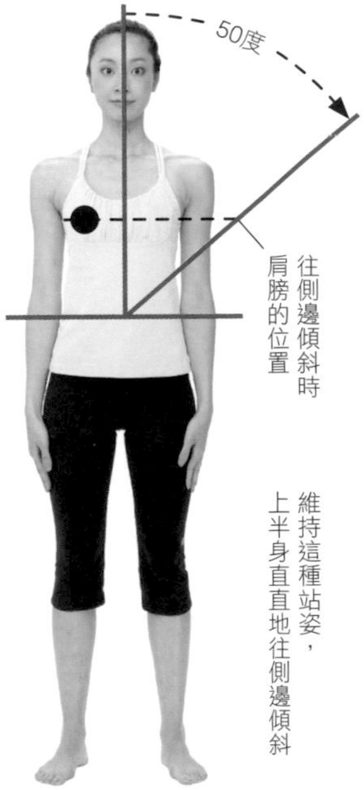

維持這種站姿，上半身直直地往側邊傾斜

瞭解自己的「姿勢力」

拉背直脊肌力測試

造成姿勢不良的「生活習慣」，不只是日常生活中常做的姿勢和動作。如果平常不運動會導致肌力衰退、肌肉量減少，也是使脊椎造成「壞習慣」的主因。若要維持「正確的姿勢」，請檢查闊背肌、腰大肌等用來扮演支撐身體的重要肌肉。

【闊背肌】

「闊背肌」會在放下高舉的手臂、手臂往後方擺動時發揮它的作用。長時間保持手臂下垂的動作，闊背肌會逐漸萎縮、變得僵硬，呈現沒有彈性的狀態。而這種狀態會使肩胛骨經常被往下拉扯，動作變得很不自然。

【闊背肌的檢測法】

手掌朝內側，雙手往頭上方伸展。

如果闊背肌虛弱無力，「指尖」會往前方伸出

此時，腋窩（前側）、耳朵、指尖若保持在同一直線上，就代表沒問題。

如果指尖在腋窩和耳朵的前方，則表示闊背肌虛弱，連帶會影響肩胛骨的動作變得不靈活。

也要檢查其他動作！

□背後正中央的部位，會有僵硬或腫脹的感覺

□左右手分別從上方以及下方繞到背後時，無法互相碰觸

□雙手手掌朝臉部時，無法將左右手的小指和手肘全都併攏

本來可動範圍很寬廣的肩胛骨，卻因僵硬而無法向身體外側伸展，使得動作變差。請利用「拉背直脊操的拉伸運動」（P65～76），舒緩肩胛骨周邊的肌肉、促進血液循環。

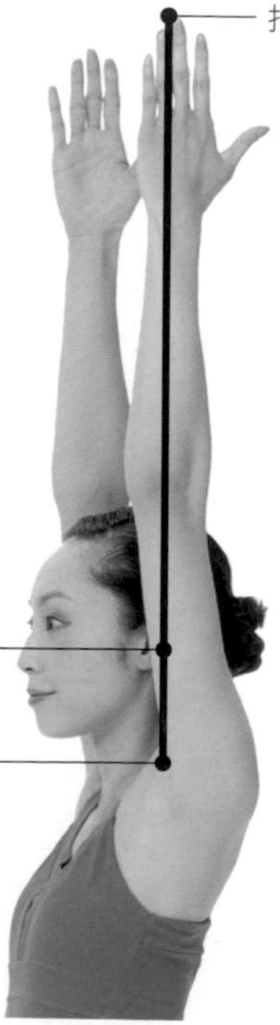

【腰大肌】

是身體維持姿勢、往上方抬腿時，會使用到的肌肉之一。當「腰大肌」開始虛弱無力時，姿勢也會一起變得不正確，連走路這樣的日常動作也會出現問題。

【腰大肌的檢測法】

☐坐在椅子上時，多採淺坐方式
☐日常生活幾乎很少在走路
☐經常在沒有障礙的地方被絆倒
☐覺得上下樓梯很痛苦、困難
☐下腹突出
☐腰部總有隱隱作痛感
☐臀部扁平、沒有彈性
☐腹肌比較沒力
☐幾乎不做運動
☐每天大致會運動，但是運動後不會特別護理

只要有其中一項條件符合，腰大肌已經衰退的可能性就很大，尤其是有 5 項以上的符合條件時，請努力強化腰大肌。

此外，連接脊椎、骨盆和大腿骨的腰大肌一旦衰退，骨盆也會變得歪斜。骨盆的傾斜方向會往前後、左右發生，透過以下檢查可輕易自行判斷歪斜的程度。

【骨盆歪斜的檢查方法】

仰臥在地板上、全身放鬆，查看趾尖和腳跟所呈現的角度。

趾尖和腳跟	往左右均等展開 角度約80～90度 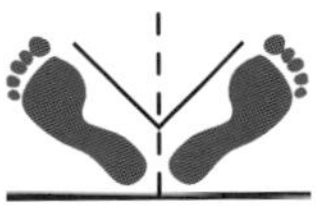	趾尖之間的距離 很窄 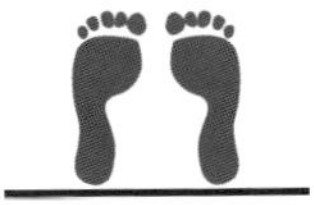	趾尖間的距離很寬 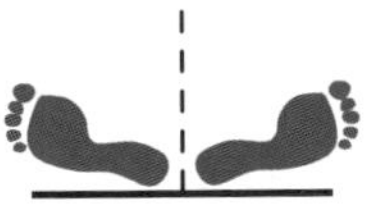	左右兩邊傾斜角度 不同 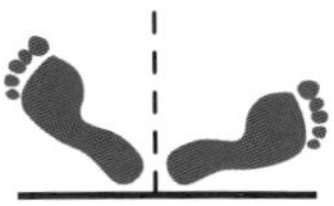
骨盆的狀態	正常	過度緊閉	過度鬆弛	左右有一邊鬆弛

PART3的「拉背直脊操 肌力鍛鍊篇」（P49～64），介紹有效鍛鍊腰大肌的體操；PART5的「拉背直脊操 減重篇」（P77～93）則依骨盆傾斜的類型，去練習可以改善的體操。除了改善姿勢、拉長身高，也有調整體型的效果，請依個人目的、情況採用。

拉背直脊操 經驗分享

親子一起身高UP UP！惱人的頭痛問題也解除了

川嶋美由紀（女性，41歲）&和馬（長男，12歲）

我每天和兒子兩人一起做拉背直脊操的基本篇，早中晚各做 2 ～ 3 次。我才開始做體操不久，馬上就感覺到肩膀僵硬的問題獲得改善。連一到冬天就頭痛的宿疾，最近也幾乎不再發作。除了做體操之外，我還會注意自己的姿勢是否正確，但是，持續做這兩件事情的我竟然也長高了 1 公分，而兒子更是長高 5 公分。為了讓喜歡運動的兒子健康成長，今後也會叮囑他持續努力地做拉背直脊操。

DATA 開始做「拉背直脊操 基本篇」2 個月之後的身高變化
美由紀女士　146.3cm→147.4cm　和馬弟弟　152.7cm→157.9cm

利用「拉背直脊操 肌力鍛鍊」，腰圍減少 6 公分

武田和美（女性，51歲）

我的易胖體質，一定是因為姿勢不良、骨盆歪斜所造成的。所以，在我開始實行「拉背直脊操」時，首先是從改善姿勢著手。在做基本體操的期間，確實感受到體質一天比一天好轉，在做慣這些動作並有餘力向下一個階段進行後，也開始挑戰「肌力鍛鍊篇」，每天早晚做鍛鍊「核心肌群」的運動。

我不善於運動，而且常有「鍛鍊肌肉對我來說是不可能的任務」的想法，但是這個「核心肌群」鍛鍊真的很簡單，連不愛運動的我也能持續做下去。邊看電視邊輕鬆地做腹肌鍛鍊，結果連以前穿不下的裙子也可以穿了……。由於沒有特別控制飲食，也沒做其他運動，所以連自己也十分懷疑鍛鍊的成果。但是，穿褲子時就很有感，量腰圍之後，我竟然減了 6 公分，真是太神奇了。

DATA 開始做「拉背直脊操核心肌群鍛鍊」3 週之後
體重　53.4kg→52.1kg　腰圍　69.0cm→63.0cm

乾眼症消除，頭腦也清醒多了！

吉田奈奈子（女性，77歲）

因為聽說這些動作可以瘦臉，所以開始練習「拉背直脊操 貓眼體操」，由於做了這些動作之後覺得很舒服，而且相當簡單、隨時都能做，所以一天會做好幾次，真的很方便。因為工作時一整天都在使用電腦，所以眼睛疲勞時也適合做一下、提振精神，這樣眼睛和頭腦馬上就可以恢復清明，甚至連乾眼症也消失不見。在一天結束時，邊泡澡邊做「貓眼體操」，成了我每天的必修課程。

PART 2

拉背直脊操

基本篇

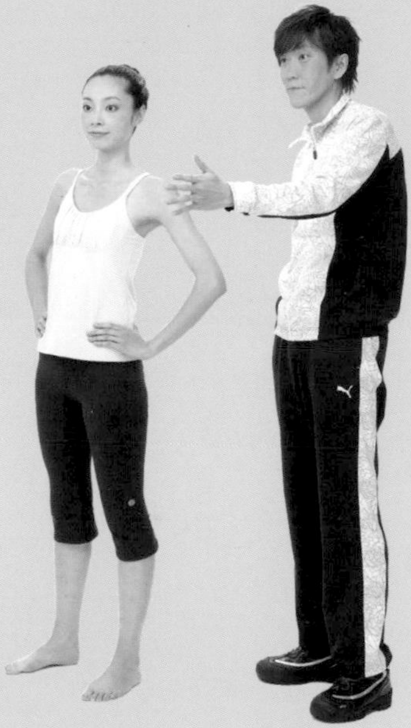

想要過「挺立式生活」的第一步，就是「矯正姿勢」。
想辦法使因不良姿勢而造成「壞習慣」的脊椎，
恢復成正常S曲線，成了最大的目標。
同時，利用體操放鬆硬邦邦的肩膀和背部肌肉，
消除肩頸僵硬、背部腫脹的煩惱。

矯正「脊椎習慣」的3種動作

在做「基本篇」的動作時，請把重點放在消除「脊椎習慣」、以及「矯正姿勢」。因為這些動作的主要目的在於利用「正確姿勢」，改善「不良姿勢」，所以把以下三種動作當成日常習慣也很重要，請儘量每天實行。

第一種「駝背矯正動作」，是由在早稻田大學擔任「姿勢與健康」講師的碓田老師，他所研發的「脊椎習慣矯正操」改良而來。以一次3秒、一小時做一次為標準，一天總計做20次以上為理想狀態，累計下來總共只花一分鐘時間，請一定要養成習慣，覺得疲憊時做一下這個就像伸懶腰一樣輕鬆的體操。

第二種和第三種則是「縱向」、「橫向」伸展身體，可以調整身體左右平衡、矯正姿勢。原則上，這兩種體操是早中晚各做一次。不過，和「駝背矯正動作」一樣，一定要融入生活習慣當中，因此實行的時間不限，而且次數只要在允許範圍都沒關係。

此外，介紹可活化大腦功能、提高「拉背直脊操」效果的呼吸法，以及因應各種不同的脊椎「習慣」、具有改善姿勢效果的「各種駝背類型動作」。在做各種類型動作時，可自己動手將浴巾捲成棒狀做成「拉背直脊枕」，放在隨時可以拿到的地方。「拉背直脊枕」也是在第三章之後會使用到的伸展輔具。

製作拉背直脊操的必備輔具「拉背直脊枕」！

【準備材料】浴巾、較粗的髮圈

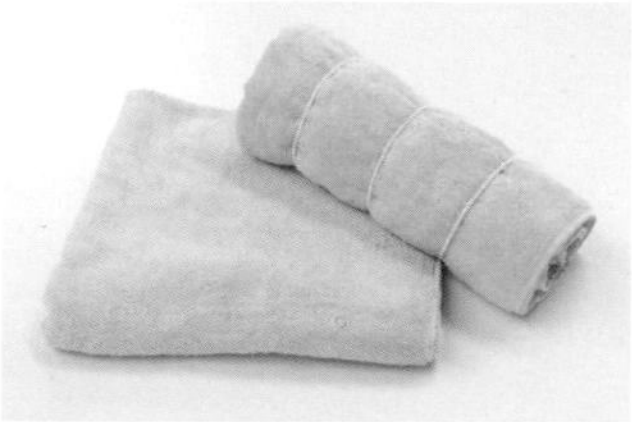

請依浴巾的大小和厚度，
調整折疊方法和捲曲狀況。

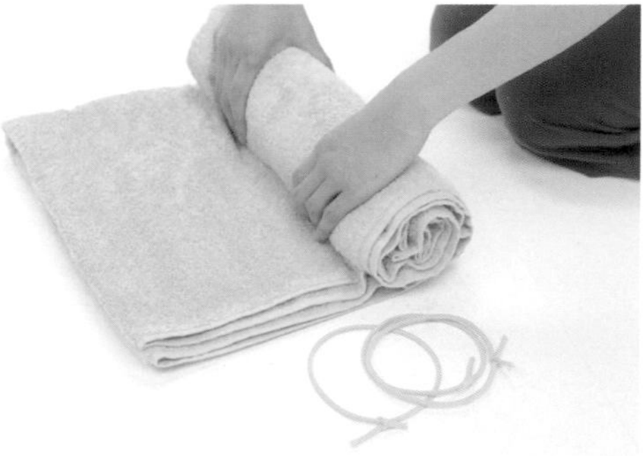

【做法】厚度（直徑）以5～10公分為標準，捲曲浴巾、用髮圈固定住兩端和中央等三處。若在實行動作時會感到疼痛，請稍微調整縮小直徑。

【使用方法】將「拉背直脊枕」放在有矯正需求的部位上，靜靜地躺在上面。首先，放在順著脊椎方向的位置上，接著仰臥，測試一下使用起來的感覺。靜躺約10分鐘後，如果有背部或腰部疼痛的感覺時，就要將厚度和長度調整到自己覺得「舒服」的程度。

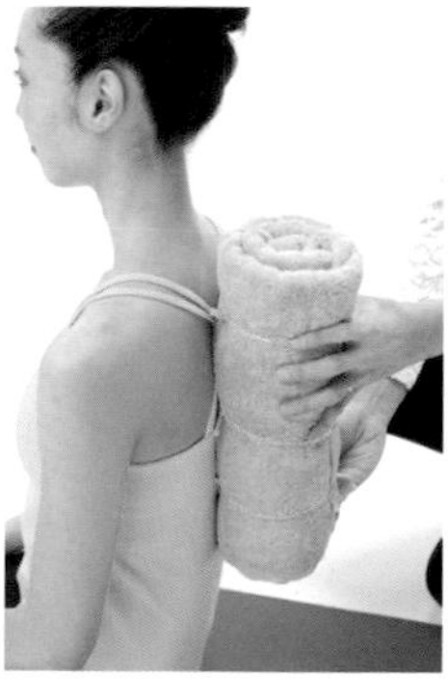

請視矯正部位的需求，
分別以縱向、橫向方式
使用。

躺下和坐起來時，都要緩慢
且平靜地進行，不能太過急
躁。因為棉被和床舖過於柔
軟，無法得到伸展的效果。
請在地板上或是鋪著地毯的
地板、瑜伽墊上進行。

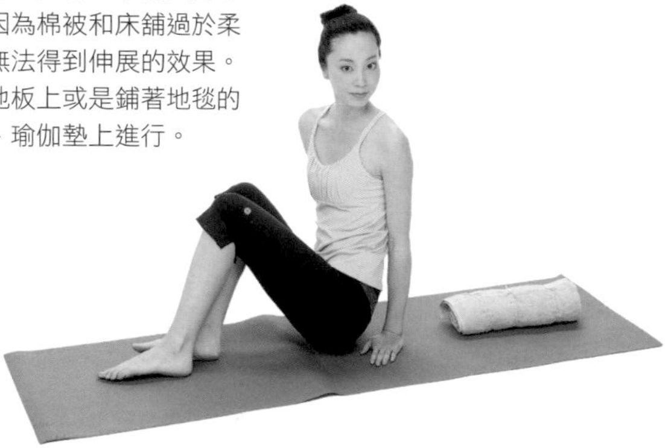

基本篇
1

矯正姿勢

駝背矯正動作

1小時做1次　**【目標】**1天總計20次以上

坐姿

剛開始以容易穩定姿勢的「坐姿」進行。

1.

手臂繞到背後，手掌朝上、手指交握，兩腳輕輕併攏。

臉朝向正前方
背部挺直
雙腳著地

手掌朝上，手指交握

手肘伸直，讓手臂離開背部，若做了動作覺得肩膀和手肘會痛的人，請從P39「身體僵硬的人」的方法開始。

2.

手肘伸直，肩胛骨儘可能往中間靠攏。

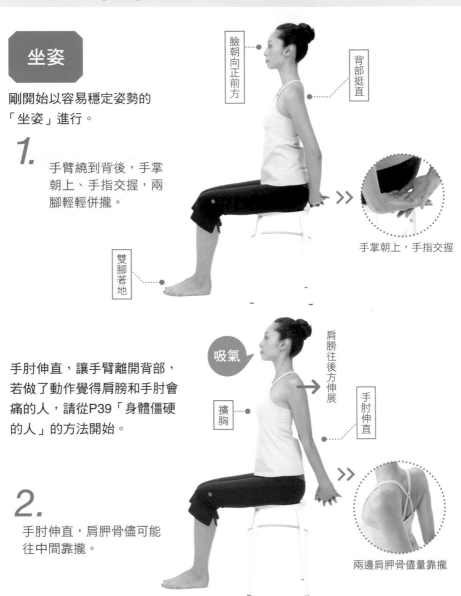

吸氣
肩膀往後方伸展
擴胸
手肘伸直

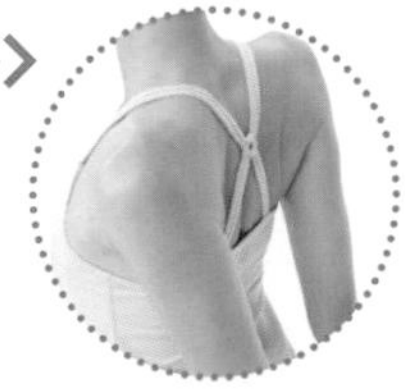

兩邊肩胛骨儘量靠攏

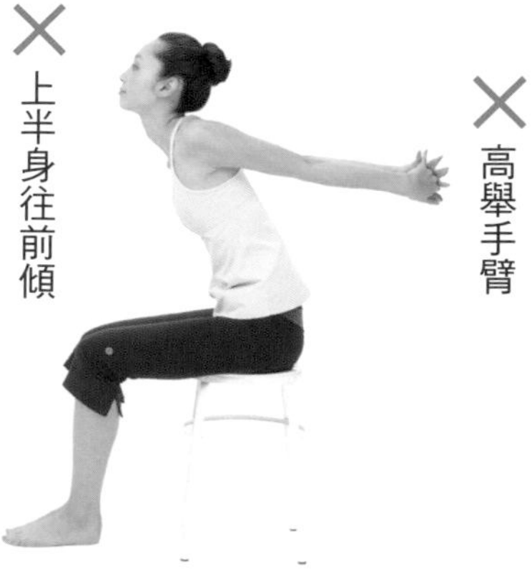
✕上半身往前傾
✕高舉手臂

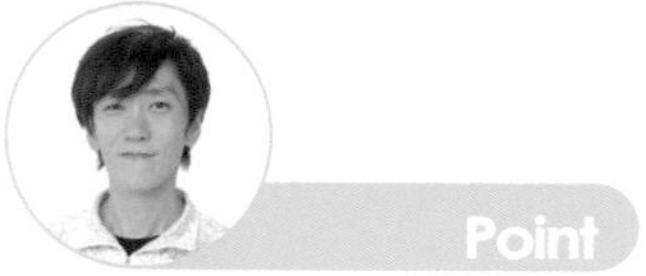

請小心避免身體往前傾、手臂過度高舉，這些動作都會降低矯正效果。

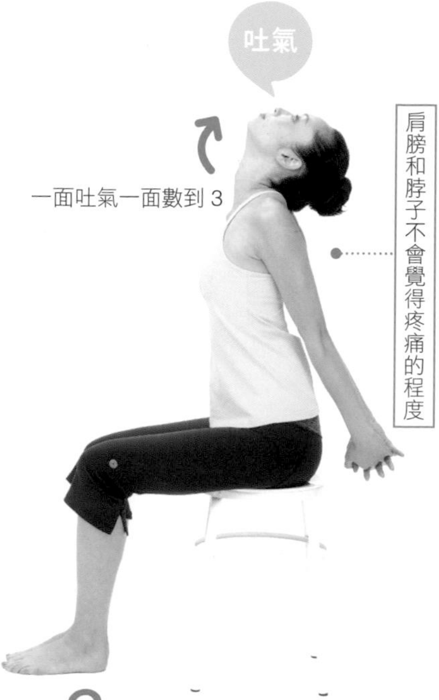
吐氣
一面吐氣一面數到 3
肩膀和脖子不會覺得疼痛的程度

3.

一面吐氣、一面慢慢地把脖子往後仰，數到 3 之後回復原本動作。

4.

由前往後，慢慢地轉動肩膀，5～6次。

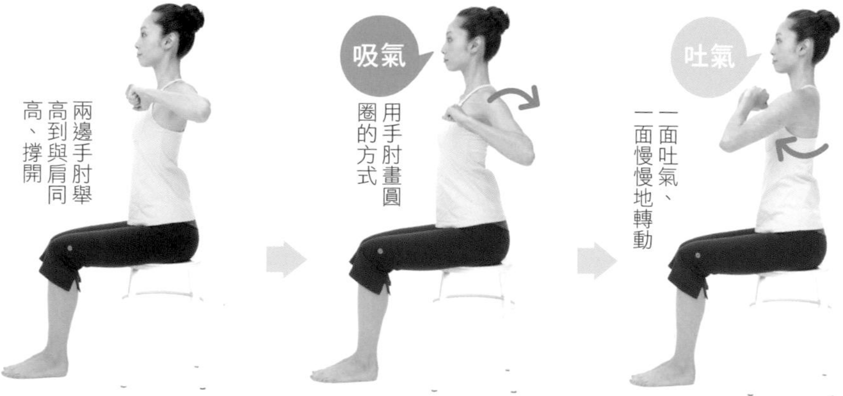
兩邊手肘舉高到與肩同高、撐開
吸氣
用手肘畫圓圈的方式
吐氣
一面吐氣、一面慢慢地轉動

站姿

習慣前面的動作之後，也可視場所和狀況，以「站姿」進行。

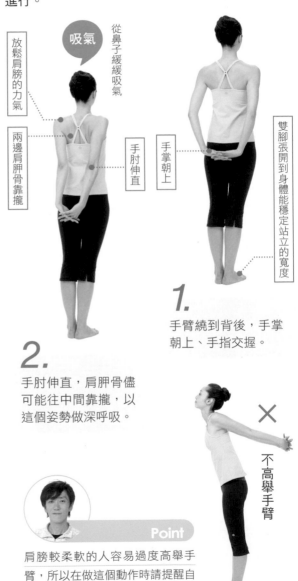

1.

手臂繞到背後，手掌朝上、手指交握。

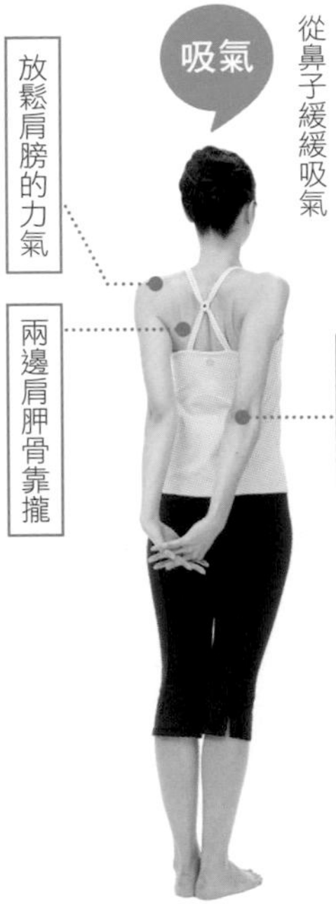

放鬆肩膀的力氣

2.

手肘伸直，肩胛骨儘可能往中間靠攏，以這個姿勢做深呼吸。

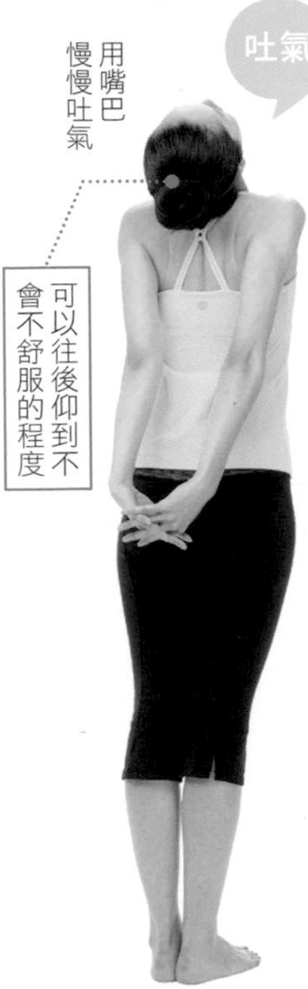

用嘴巴慢慢吐氣
可以往後仰到不會不舒服的程度

3.

一面吐氣、一面慢慢地把脖子往後仰，數到 3 之後慢慢復原。

4.

由前往後，慢慢地轉動肩膀，5～6 次。

Point

肩膀較柔軟的人容易過度高舉手臂，所以在做這個動作時請提醒自己將肩膀往下壓。

不高舉手臂

身體僵硬的人

手臂無法繞到背後、肩膀會痛的人，可以用這種方法。

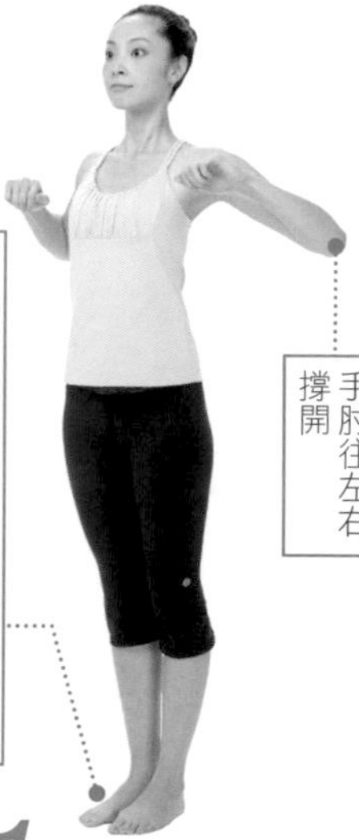
雙腳張開到身體能穩定站立的寬度
手肘往左右撐開

1.

雙手輕輕握拳、手肘往左右撐開並抬高到肩膀的高度。

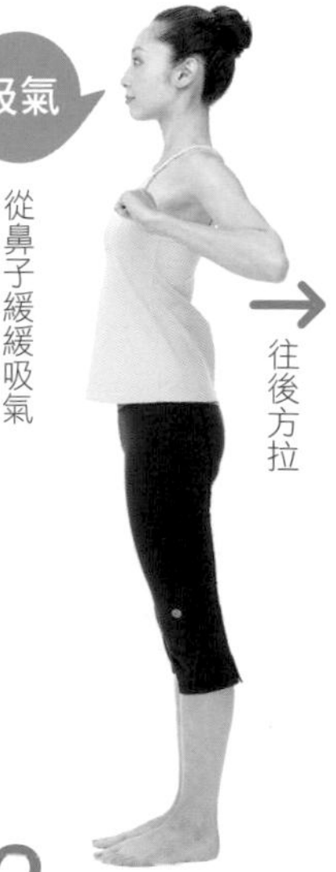
吸氣
從鼻子緩緩吸氣
往後方拉

2.

將手肘往後方拉，儘量往肩胛骨集中、靠攏，然後吸氣。

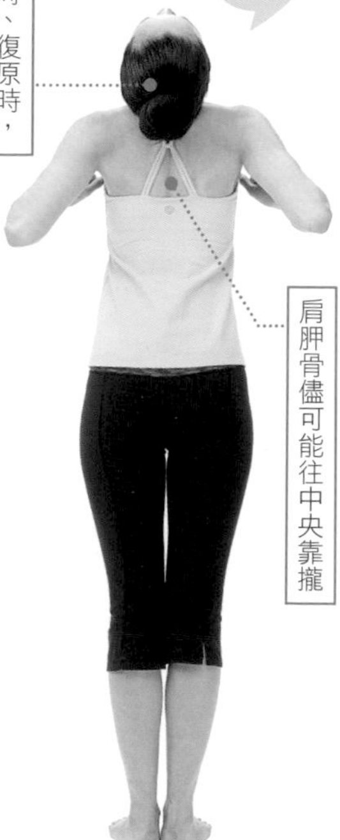
往後仰時、復原時，動作都要緩慢
吐氣
肩胛骨儘可能往中央靠攏

3.

一面吐氣、一面慢慢地把脖子往後仰，數到3之後慢慢回復到動作1。

4.

慢慢地轉動肩膀，由前往後，5～6次。

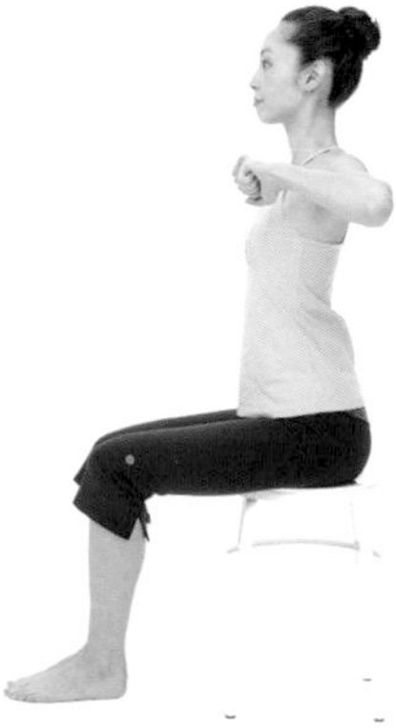

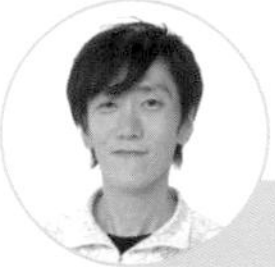

Point

坐著也可以進行。坐在辦公桌前工作時，請用這種方法，多轉動肩周、放鬆背部。

基本篇 2

矯正姿勢

拉背直脊操　縱向伸展

早中晚各 1 組

站姿

也有助於拉長身高、紓解疲勞、消除壓力。

1 組10次

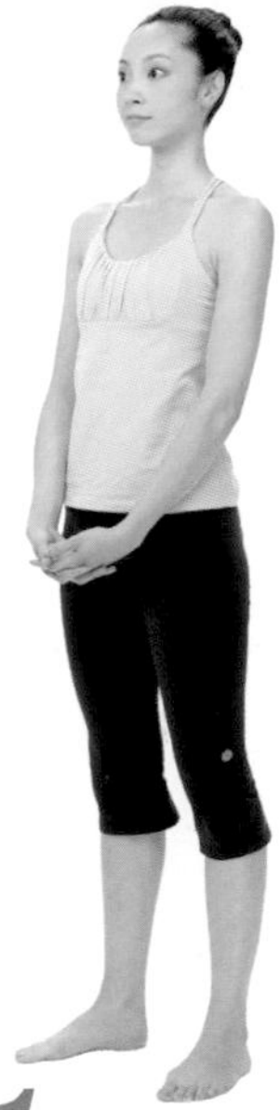

1.

雙腳張開站立與肩同寬，雙手十指交握在身體前面。

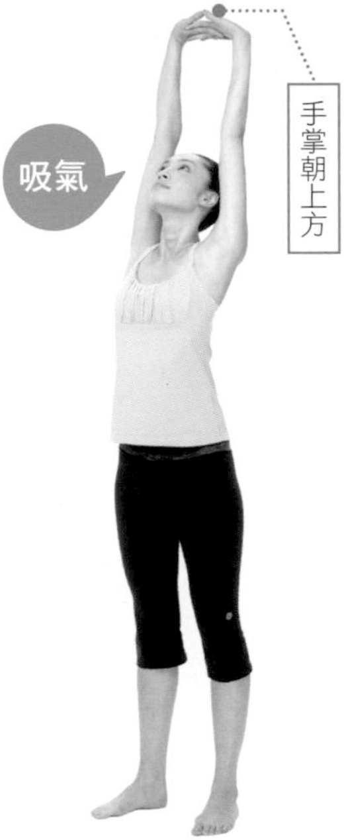
吸氣
手掌朝上方

2.

手掌朝上、伸直雙手高舉到頭頂上方。脖子儘量抬高，然後吸氣。

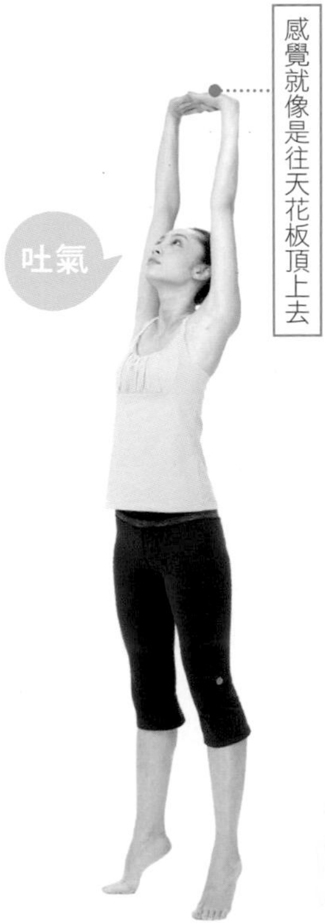
吐氣
感覺就像是往天花板頂上去

3.

一面吐氣、一面墊腳尖。吐完氣之後，一面吸氣、一面回復到動作 1 的姿勢。

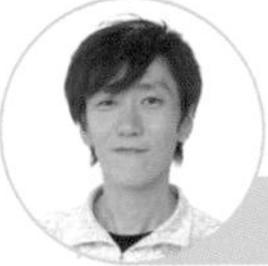

Point

墊腳尖站立時，只要腳後跟抬高到可以伸展背肌，身體也能穩定的程度即可，請在不勉強的範圍內進行動作。

臥姿

若墊腳尖會站不穩的人，可以用這種方法。

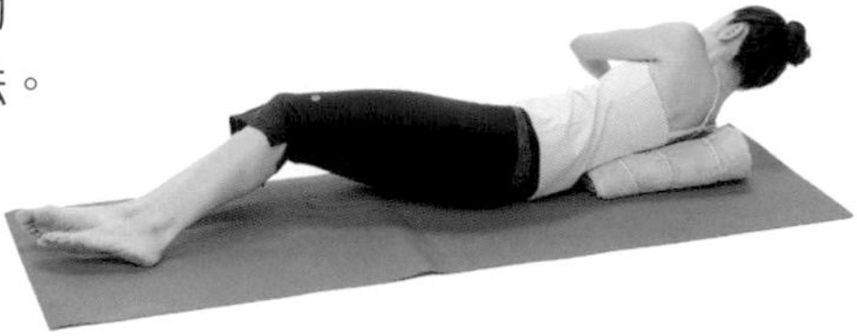

拉背直脊枕放在圖示中紅色部位，仰臥。

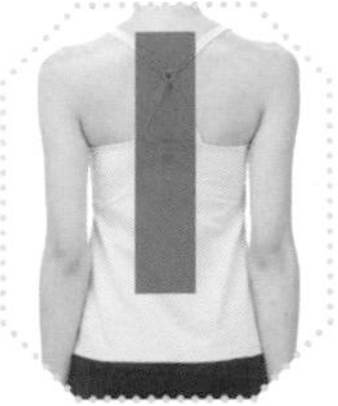

【枕頭的位置】
順著脊椎放直

全身放鬆，放掉多餘的力量

吸氣

用約3秒鐘時間，從鼻子吸氣

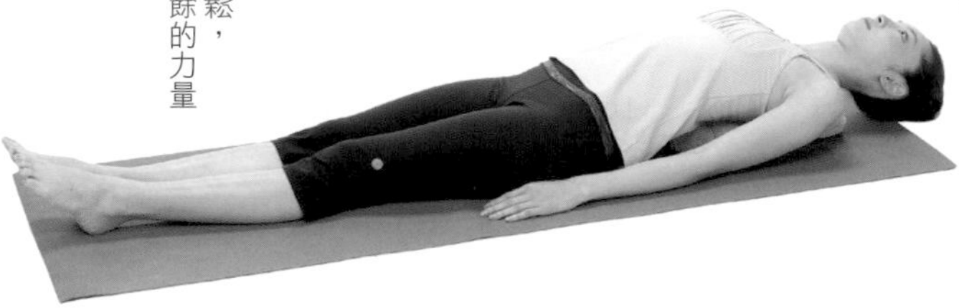

1. 以仰躺的方式躺下，雙腳併攏，手伸直置於身體兩側。用鼻子緩緩吸氣。

慢慢用嘴吐氣

吐氣

雙手在頭頂上方伸展

腳尖伸直

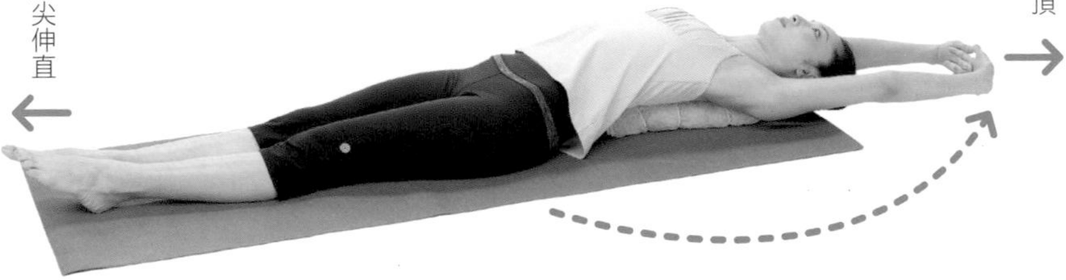

2. 嘴巴一面慢慢吐氣、一面將雙手伸展到頭頂上方。手指交握、手掌朝外側，腳尖往下伸直。吐完氣之後，一面自然地呼吸、一面緩緩地恢復到動作 1 的姿勢。

1 組
10 次

基本篇 3

矯正姿勢

拉背直脊操　橫向伸展

早中晚各做１組

站姿　可以消除身體左右不平衡，也具有緊實腰身的效果。

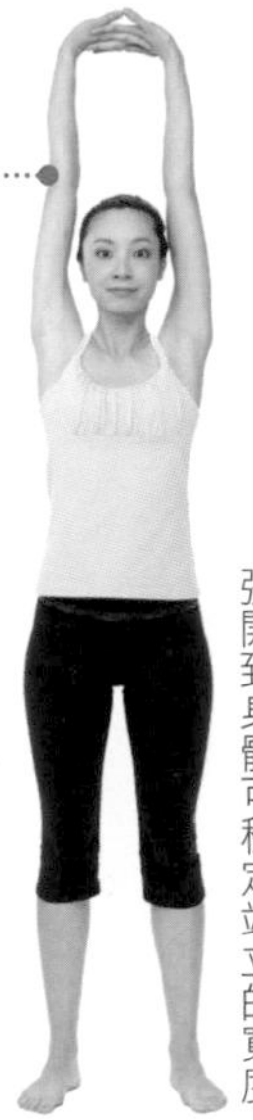

舉到肩膀的正上方
雙腳間的距離以腰寬為標準，張開到身體可穩定站立的寬度

1.

雙手手指交握、掌心向上，手肘伸直高舉到頭頂上方。

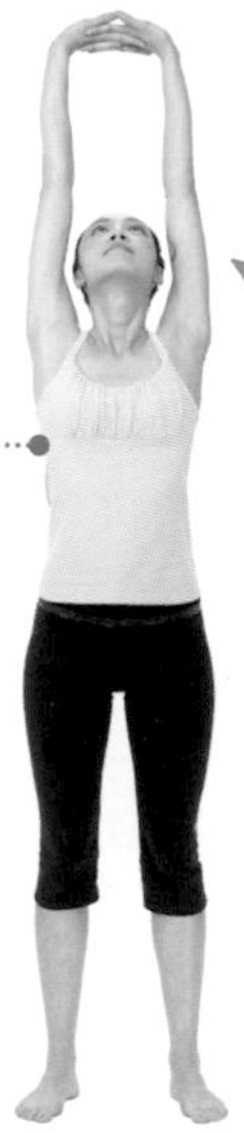

吸氣
擴胸，用力挺直脊椎

2.

臉朝向天花板，一邊吸氣、一邊伸展全身。

1組
左右
各10次

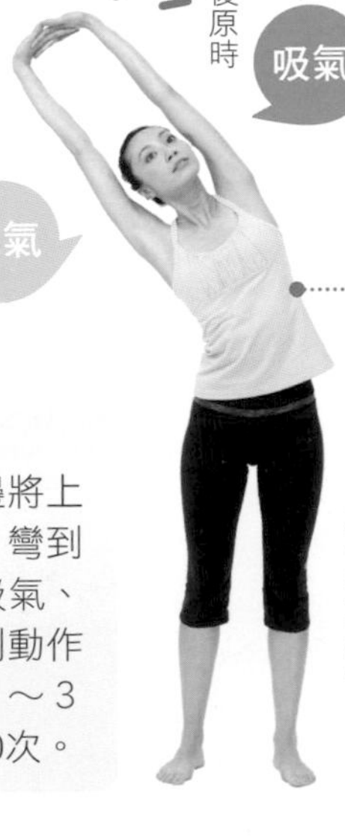

復原時
吸氣
傾斜時
吐氣
從腰部往側面傾斜
傾斜時、復原時，動作都要緩慢

3.

一邊吐氣、一邊將上半身往右傾斜。彎到極限後，一邊吸氣、一邊緩緩恢復到動作1的姿勢。將1～3的步驟重複做10次。

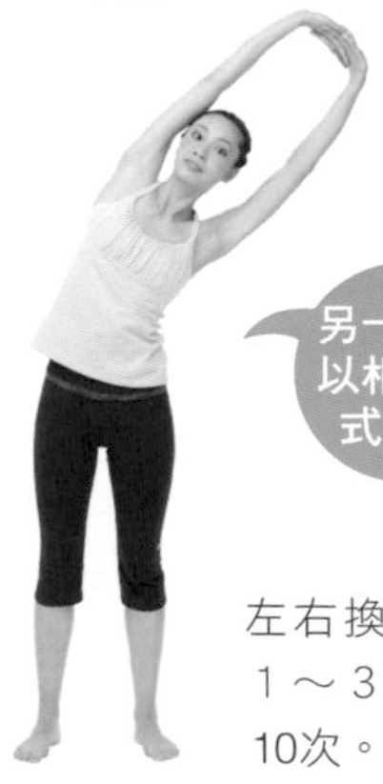

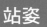

另一邊也以相同方式進行

左右換邊，重複1～3的步驟各10次。

習慣以上的動作後，可以兩腳交叉進行【橫向伸展】

習慣了以站姿進行的【橫向伸展】之後，可試著將10次當中最後的２～３次，以兩腳交叉的方式進行。

只要在10次當中的最後２～３次進行即可

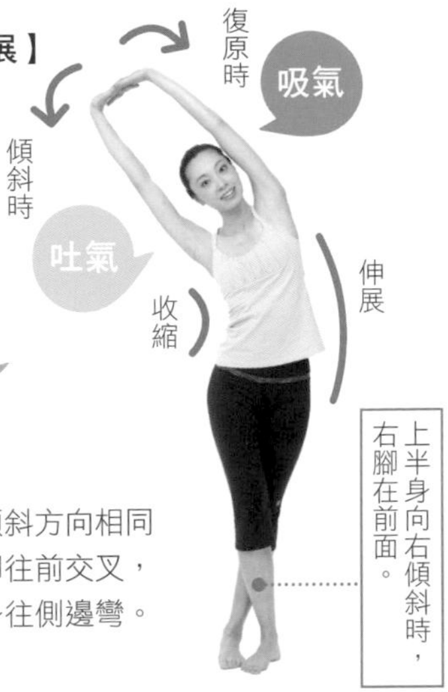
復原時
吸氣
傾斜時
吐氣
伸展
收縮
上半身向右傾斜時，右腳在前面。

將和傾斜方向相同的那腳往前交叉，上半身往側邊彎。

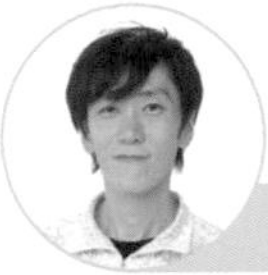

Point

兩腳交叉可以伸展身體側面、提高調整左右不平衡的效果，更加緊實腰部線條。

臥姿

在就寢前的放鬆時間可以用這種方法進行。

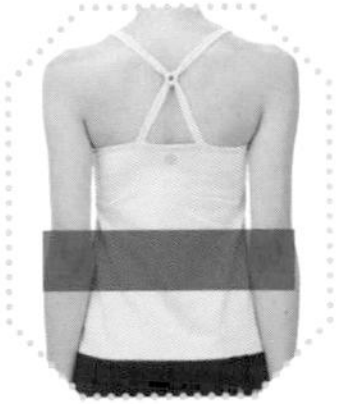

【枕頭的位置】

1. 將拉背直脊枕橫放，置於腰（肋骨與骨盆之間）的部位，緩緩地側躺。

2. 側躺時，位在上面的腳往前、後挪動，向地板伸展。雙手手指交握、手掌朝外，往頭頂方向伸直。以這個姿勢，一面緩緩地呼吸，然後停留２～３分鐘。

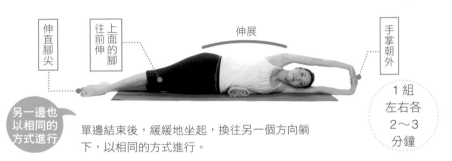

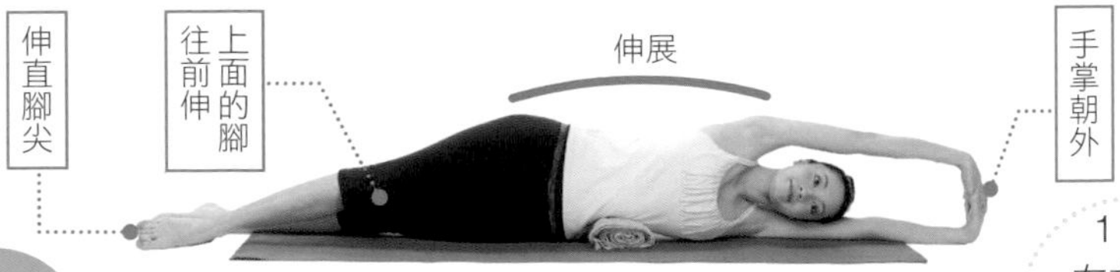

1組 左右各 2～3 分鐘

另一邊也以相同的方式進行

單邊結束後，緩緩地坐起，換往另一個方向躺下，以相同的方式進行。

基本篇 4

活化腦部功能

拉背直脊呼吸法

1組5次　**【目標】**早晚各1組

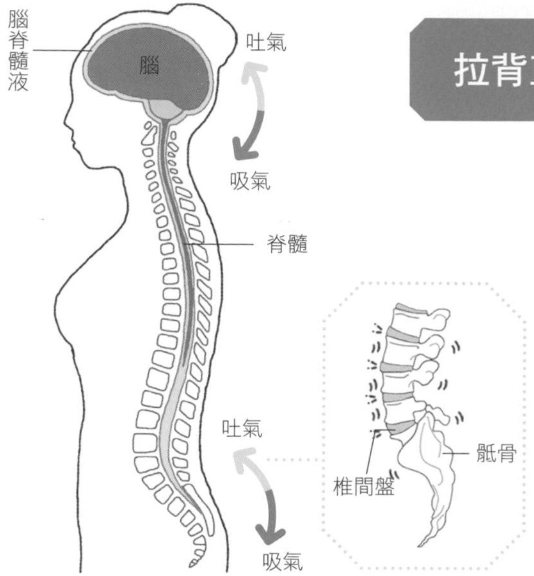

拉背直脊呼吸法的結構

擔任著流通腦脊髓液的幫浦功能，就是枕骨和骶骨。這兩塊骨頭會隨著呼吸跟著起伏律動，腦脊髓液因而流動，可以把神經的資訊傳達到手腳的末端，拉背直脊呼吸法強化了這種幫浦的功能，同時也提高神經和椎間盤的功能。

補給腦部養分、活化脊椎律動的呼吸法

腦脊髓液是對全身傳達指令的「神經能量來源」，由腦部分泌的腦脊髓液，通過脊椎的中心、來到骨盆的骶骨，一天要循環3～4次，負責補給養分和回收老舊廢物。然而，現代人因為姿勢不良、壓力等原因，容易導致腦脊髓液流動阻滯。

這個呼吸法的目的為改善腦脊髓液的流動，以及調整神經的功能。此外，也能給脊椎之間的椎間盤補給水分，保持椎間盤的柔軟、增進脊椎的律動。一天可多做幾次，隨時都能做。因為它具有調整自律神經的效果，因此請以1組5次為標準，每天早晚進行。另外，想要增高的人，請務必養成每天練習的習慣。

腹式呼吸

做動作時採取這種腹式呼吸法，會使效果提高！

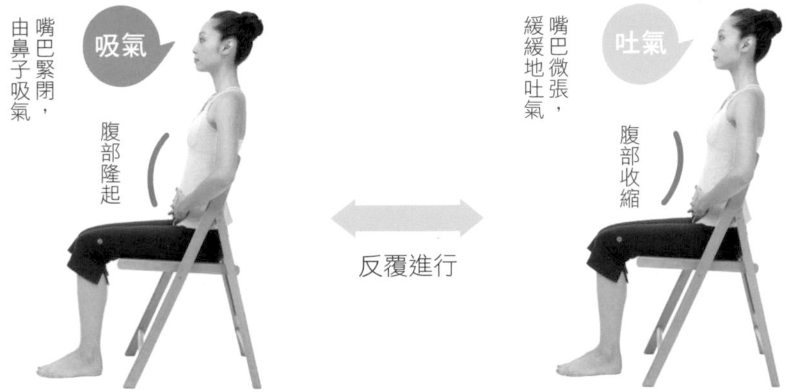

用鼻子吸氣約 3 秒。

用嘴巴吐氣約 6～7 秒。

拉背直脊呼吸法

將拉背直脊枕放在脊椎下，再依上述要領呼吸。

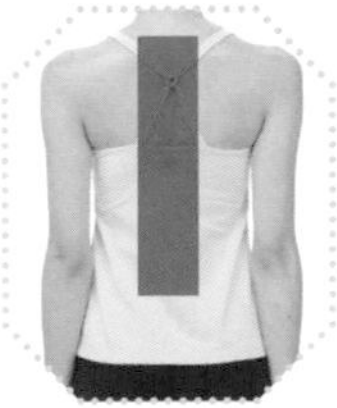

【枕頭的位置】
從頸椎下方順著脊椎放直。

仰臥躺下，手臂往頭上方伸直。手指交握、手掌朝外。

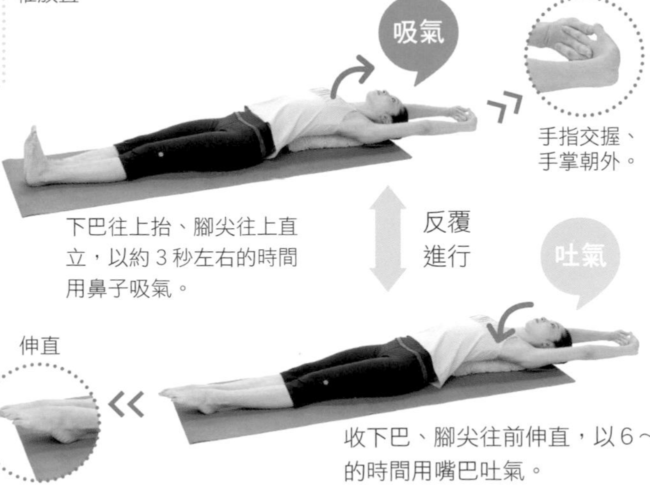

下巴往上抬、腳尖往上直立，以約 3 秒左右的時間用鼻子吸氣。

收下巴、腳尖往前伸直，以 6～7 秒的時間用嘴巴吐氣。

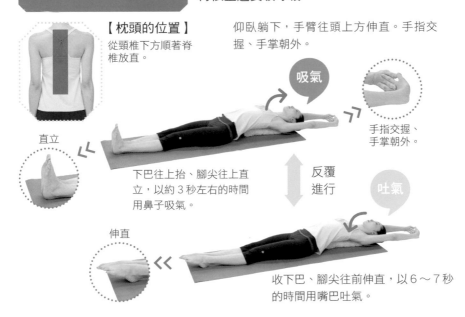

基本篇 5

矯正姿勢

矯正各種駝背類型的動作

1天1～2次

【矯正各種駝背類型動作】的順序（所有類型適用）

所有類型的基本步驟都是一樣的。

1.

將拉背直脊枕（做法參照P35）放在【枕頭的位置】，慢慢地躺下。

2.

全身放鬆，躺下後緩緩地進行2～3分鐘的深呼吸。

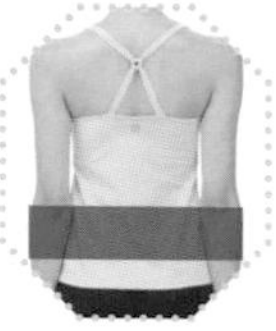

【枕頭的位置】
橫放在「骨盆的正上方」。

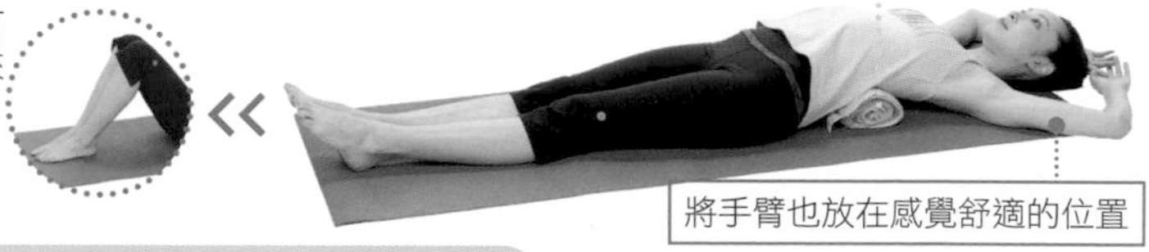

膝蓋也可以立起來
將手臂也放在感覺舒適的位置

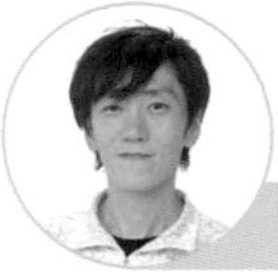

Point

搭配拉背直脊呼吸法（P44～45），重複緩慢的深呼吸會更有效。

起身時務必要先側躺，以手撐起身體，再慢慢地坐起來。

1次 2～3分鐘

實行時搭配3種基本動作更能提高拉背直脊操的效果

進行本項體操時，請依背部突出部位的狀況，來調整放置拉背直脊枕的位置。首先，請在第一章的「駝背類型測試」，確認自己屬於哪一類型。如果無法判斷自己屬於哪一類型，請依「混合型」進行。此外，除了駝背也在意**身體左右不平衡的人，可以將自己所屬的駝背類型動作和「混合型」合併進行**。

剛開始只需做約30秒，之後再慢慢增加時間，一次以2～3分鐘為標準，一天請進行1～2次，每一次最好不要超過5分鐘。如果做得太過頭，反而會造成背部或腰部疼痛，或是肌肉疲勞等反效果，請小心避免這樣的情況發生。

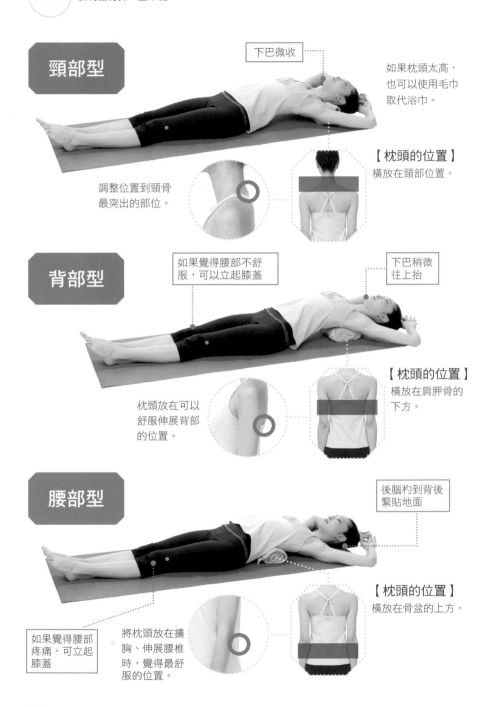

頸部型

下巴微收

如果枕頭太高，
也可以使用毛巾
取代浴巾。

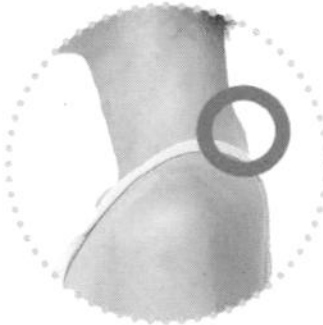

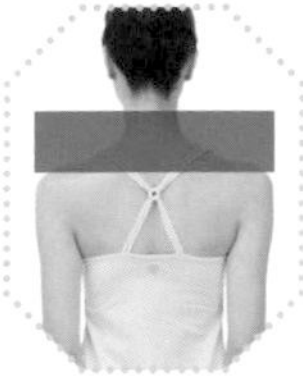

調整位置到頸骨
最突出的部位。

【枕頭的位置】
橫放在頸部位置。

背部型

如果覺得腰部不舒
服，可以立起膝蓋

下巴稍微
往上抬

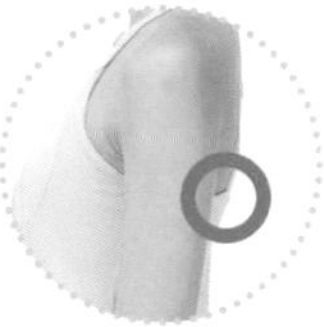

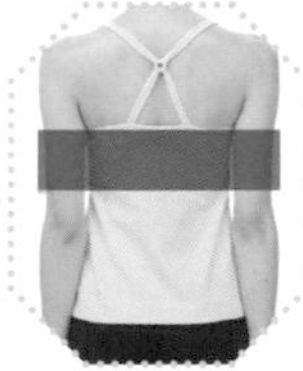

枕頭放在可以
舒服伸展背部
的位置。

【枕頭的位置】
橫放在肩胛骨的
下方。

腰部型

後腦杓到背後
緊貼地面

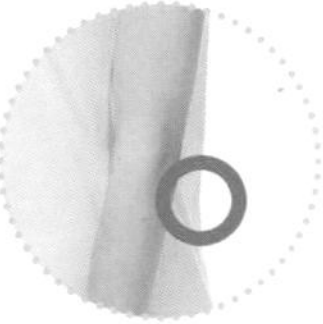

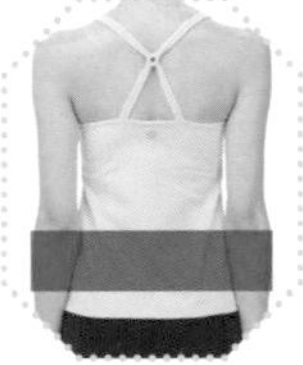

如果覺得腰部
疼痛，可立起
膝蓋

將枕頭放在擴
胸、伸展腰椎
時，覺得最舒
服的位置。

【枕頭的位置】
橫放在骨盆的上方。

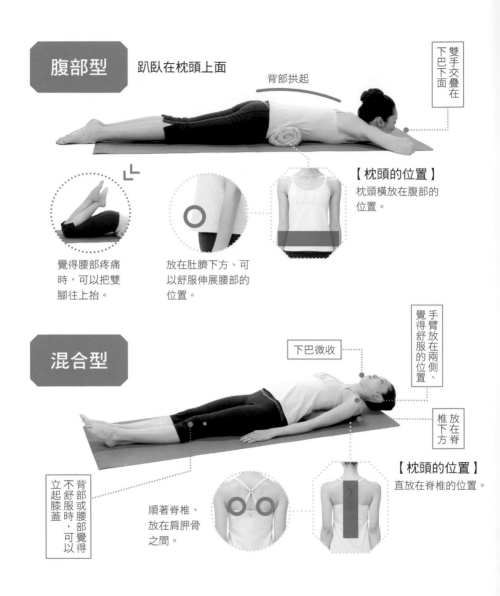

腹部型

趴臥在枕頭上面

混合型

如果無法判斷自己屬於哪一類型，那就選擇「混合型」實行即可。

此外，覺得左右肩膀高度不一、骨盆左右高度不一致、不平衡的情況，也可以實行「混合型」體操。

PART 3

拉背直脊操

肌力鍛鍊篇

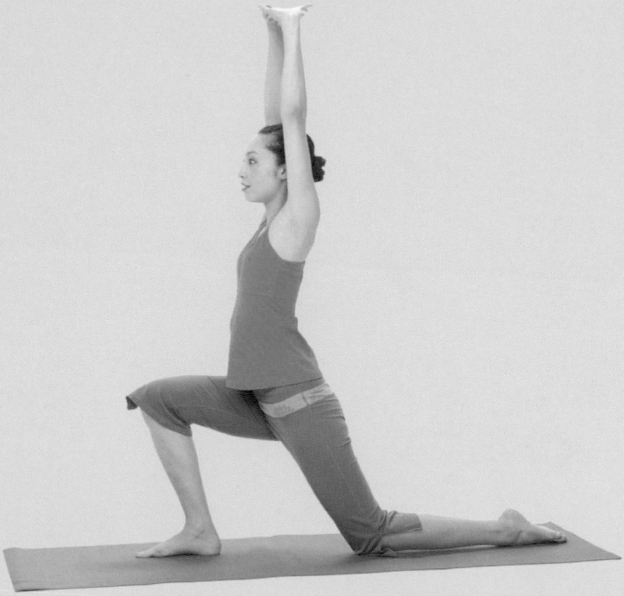

拉背直脊操的肌力鍛鍊是連不擅長運動或身體僵硬的人
也能輕鬆上手的鍛鍊動作。
可趁工作、家務、唸書空檔，
或休閒時間等短時間內進行，
能有效強化日常動作無法鍛鍊到的肌肉，
請多實行以維持正確姿勢、打造不易囤積疲勞的身體。

拉背直脊操
肌力鍛鍊

鍛鍊維持正確姿勢的肌肉
闊背肌

1天2～3組

【鍛鍊闊背肌的效果】
維持背肌伸展的正確姿勢，
就能讓肩胛骨恢復到正確位置，
消除肩膀、背部僵硬或是腫脹等問題。

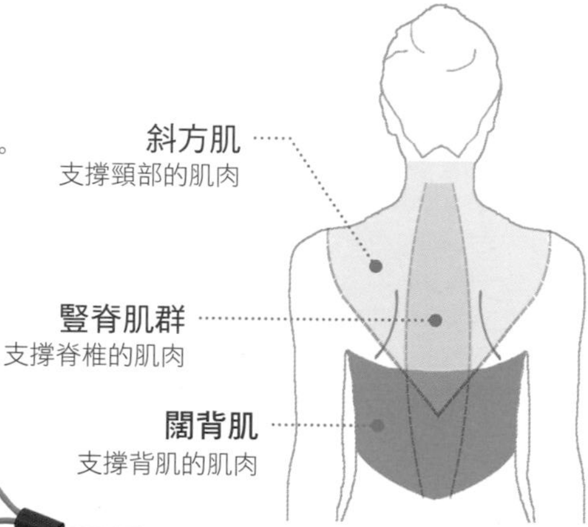

鍛鍊這裡的肌肉

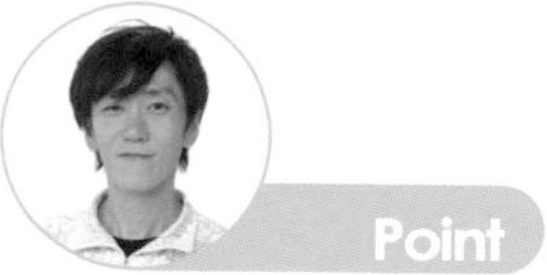

橡膠彈力繩的伸縮性可有效鍛鍊肌力。

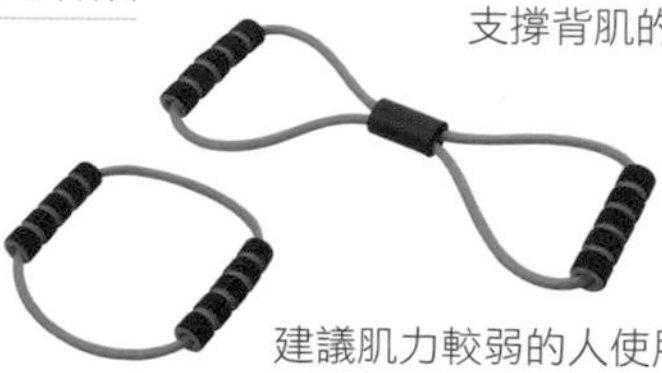
建議肌力較弱的人使用！

使上半身的關鍵肌肉放鬆、伸展、鍛鍊的動作訓練

「闊背肌」是從骨盆往肩膀延伸，佔背部大部分面積的肌肉。這裡的肌肉在肩膀往前收時會收縮、擴胸時會伸展。當我們長時間持續肩膀往前收的姿勢時，肌肉就會逐漸萎縮、僵硬。

不只是闊背肌，當肌肉一直維持萎縮的狀態，周邊部位的代謝就會降低，變得更容易囤積脂肪。雖然拉背直脊操的肌力鍛鍊是以維持正確姿勢為最大目的，但同時也可**強化周邊肌肉，不只鍛鍊到肌肉，還有提高全身代謝的效果。**

另外，這幾種體操需要用到橡膠彈力繩輔助動作，所以如果沒有彈力繩，可以利用毛巾代替。

闊背肌鍛鍊 1

伸展萎縮的肌肉，讓肩胛骨恢復到正確位置。

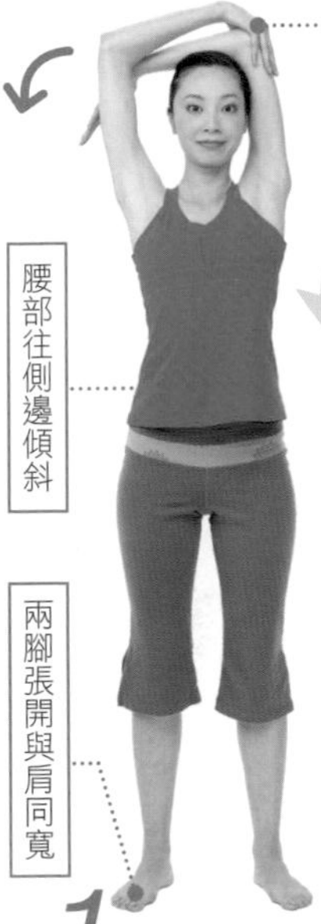

1.

左手臂放在頭頂上，用右手抓著左手肘，然後一面吐氣、一面緩緩地將上半身往右傾斜。

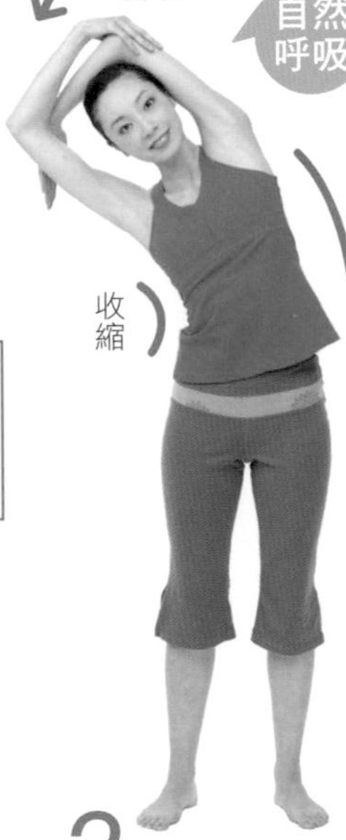
輕輕傾斜
自然呼吸
伸展
收縮

2.

左邊側腹伸展到背部覺得舒服的地方時，停留10秒，配合自然呼吸。

想再伸展更多這樣做！

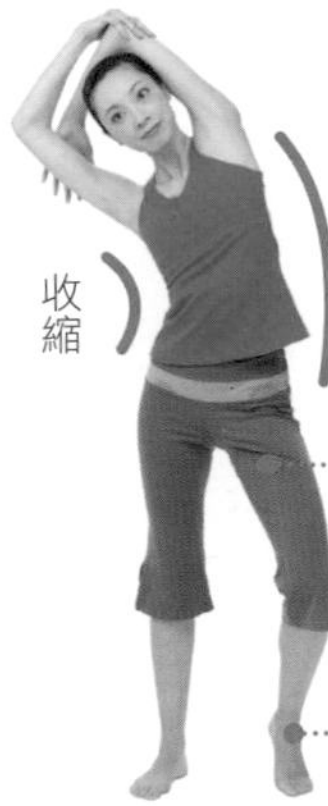
伸展
收縮
從髖關節往外側張開腿
提起腳跟

傾斜上半身後，彎曲左膝並提起腳跟。

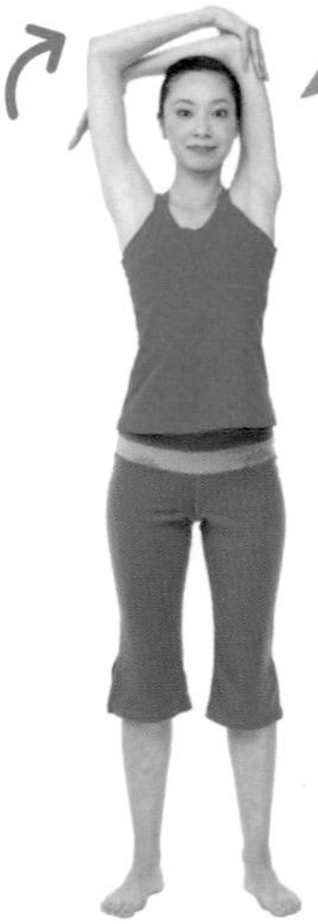

3.

一面吸氣、一面緩緩地復原。單邊連續重複5～10次。

1組
左右各
5～10次

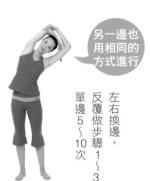

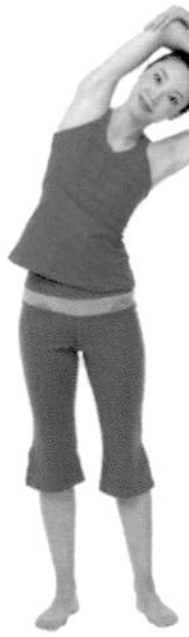
另一邊也用相同的方式進行
左右換邊，反覆做步驟1～3單邊5～10次

闊背肌鍛鍊 2

駝背的話就完全無效，請充分伸展背肌。

1組3次

肩膀虛弱無力、手臂無法繞到背後的人，請實行P39「駝背矯正動作～身體僵硬的人」，取代本體操。

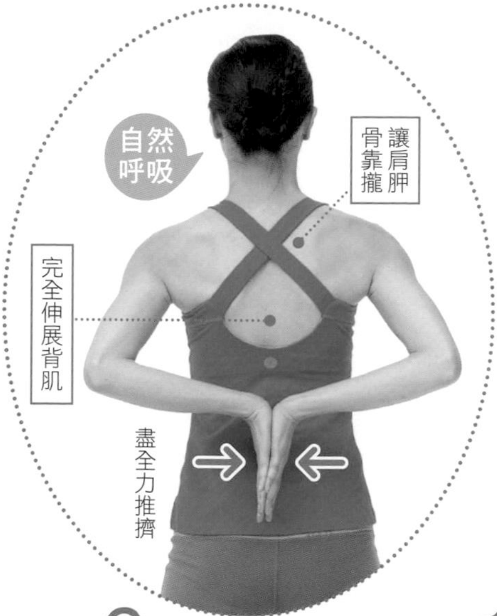

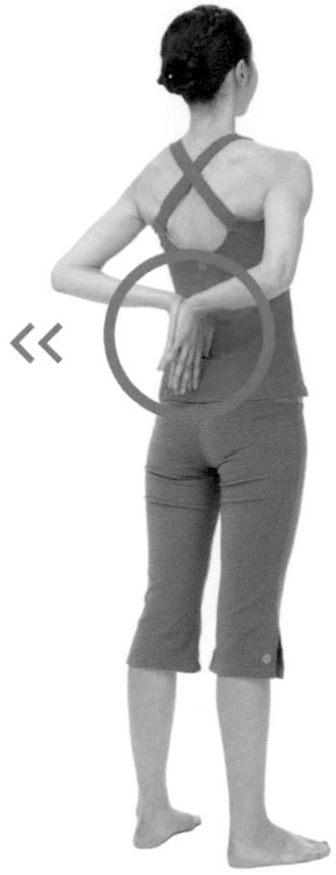

2. 一面緩緩地呼吸，一面盡全力推擠手掌約10秒。放鬆後，重複做3次。

1. 兩腳張開與腰同寬、站立。伸展背肌，兩手繞到背後，指尖朝下、合掌。

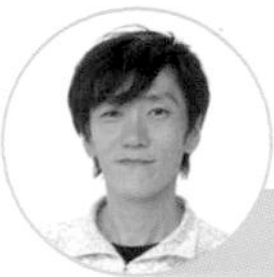

Point

用力就容易憋氣，所以在做體操時，請務必維持呼吸。只要提醒自己確實吐氣，自然就會做出大口吸氣的反應。

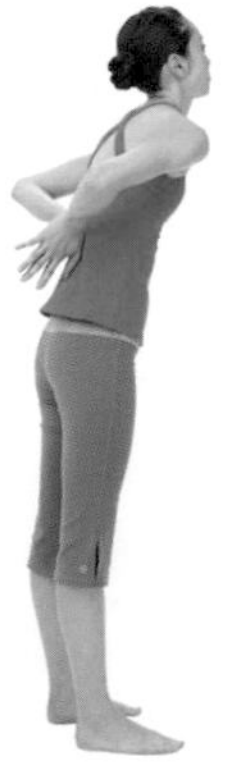

× 停止呼吸

有些人會因為做動作而停止呼吸，造成血壓急速上升，要小心。

× 駝背、上半身往前傾

動作不正確就無法得到強化闊背肌的效果。

闊背肌彈力繩體操 1

有助於緊實上臂、提高胸線！

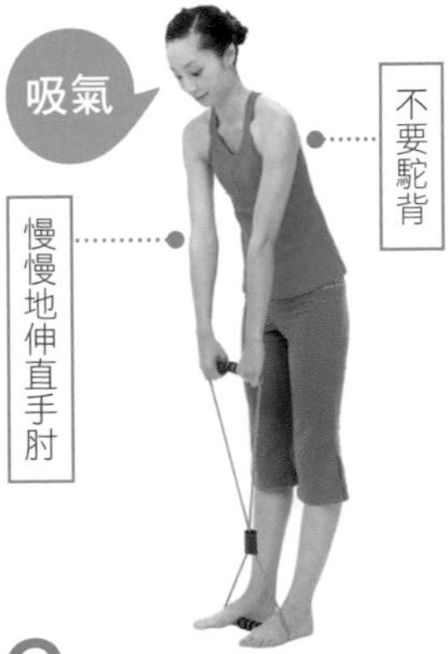

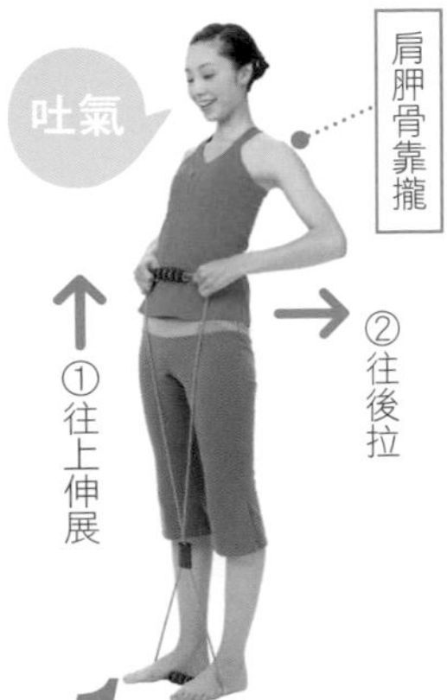

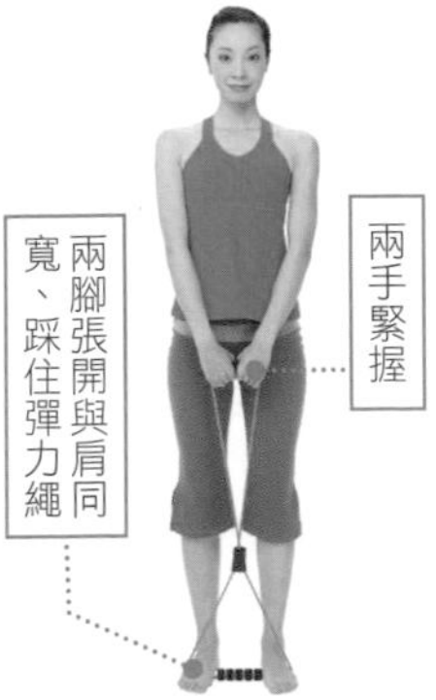

肩胛骨靠攏
①往上伸展

兩腳張開與肩同寬、踩住彈力繩

彈力繩的使用方法

2.

一面吸氣、一面緩緩地伸直手肘、放鬆彈力繩。配合緩慢的呼吸，重複1～2的步驟10次。

1.

將彈力繩上拉到肚臍前方，一面吐氣、一面緩緩地把手肘往後方拉。

1組10次

闊背肌彈力繩體操 2

做動作的時候，把注意力放在肩膀周圍的肌肉上。

吐氣時

用右手拉扯彈力繩。

吸氣時

往彈力繩的反方向慢慢放鬆。

配合呼吸，重複進行10次。

1組 左右 各10次

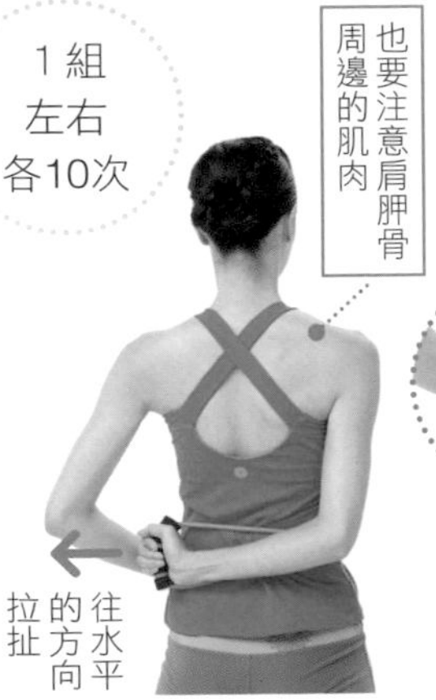
也要注意肩胛骨周邊的肌肉
往水平的方向拉扯

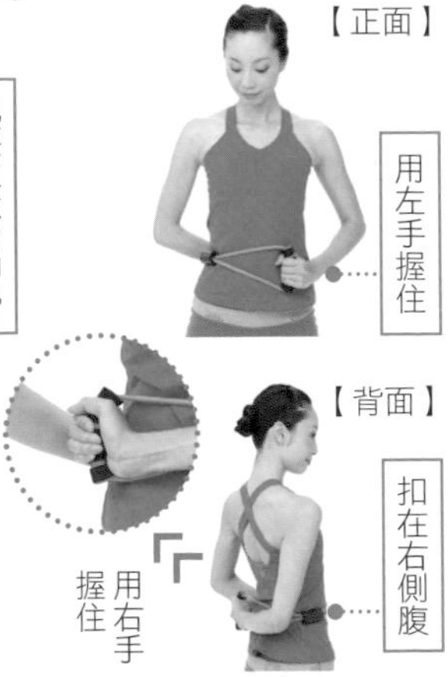

用左手握住

用右手握住
扣在右側腹

彈力繩的使用方法

左右換邊，以相同的方式進行

左右換邊，重複進行10次。

拉背直脊操
肌力鍛鍊

鍛鍊維持正確姿勢的肌肉

腰大肌

1天1～3組

【鍛鍊腰大肌的效果】

改善身體左右的不平衡狀態、易於維持正確姿勢。
不僅能強化軀幹、提高代謝、預防腰痛及閃到腰，
也能緊實腰部、下腹、大腿、臀部。

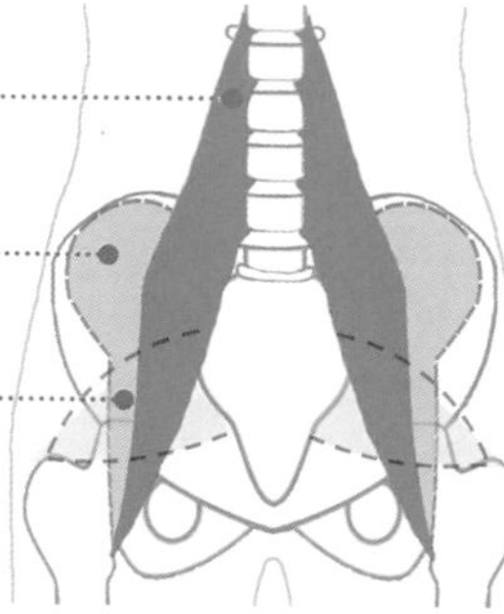

鍛鍊這裡的肌肉

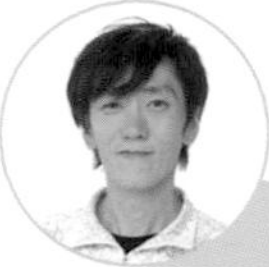

Point

平常在走路時，刻意提高膝蓋，就可連帶強化腰大肌。

腰大肌在日常生活中，是幾乎用不太到的肌肉，因此也有「休眠肌肉」的別稱。

連接上半身與下半身的肌肉
鍛鍊肌力同時讓身體更平衡

腰大肌是連接軀幹和下半身的唯一的肌肉，也和脊椎、骨盆、髖關節產生連動作用。由於其狀態受到運動能力的左右，因此對運動員而言，是不可不鍛鍊的肌肉。然而，一般人在日常動作中不太會使用到，因此也有「休眠肌肉」的別稱。經常使用的話，容易使腳部疲勞，但是如果不用，肌力又會衰退。雖然是很麻煩的肌肉，但其實強化的方法很簡單。

進行訓練的訣竅，就是多重複幾次伸縮肌肉的動作。但是，不必做到讓肌肉疲勞的程度。如果一天總共做3組，可以分早中晚，各進行一次。強化腰大肌，也能提高連動的肌肉和關節的狀態，讓動作做起來更輕鬆。

腰大肌鍛鍊 1

改善因肌肉緊繃所產生的不平衡狀態。

在進行體操之前，先進行【手的長度】檢查！

確認左右不均的差別。

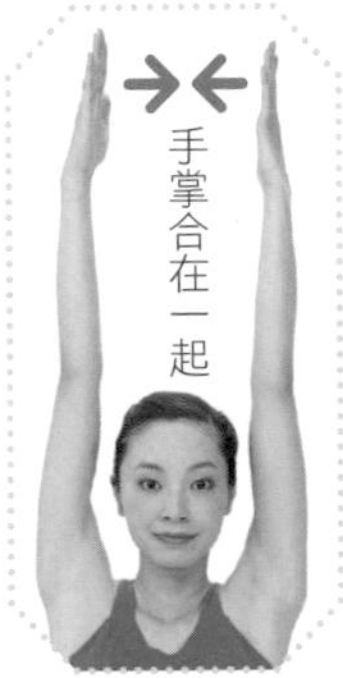
手掌合在一起

左右不均的測試方法

兩手往肩膀的上方伸直。在頭的上方合掌，檢查在合掌狀態下左右手的長度。

左右大致相同

即可跳過這組體操，如果是為了預防左右兩邊有差距而做，請各做一組即可。

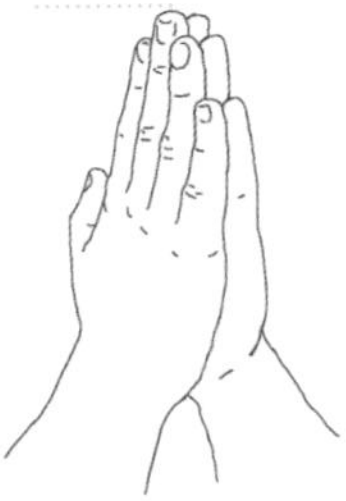

手比較短的一邊，腰大肌會比較緊繃、僵硬。

右手比較短

做體操時，以右腳往後拉的狀態進行。

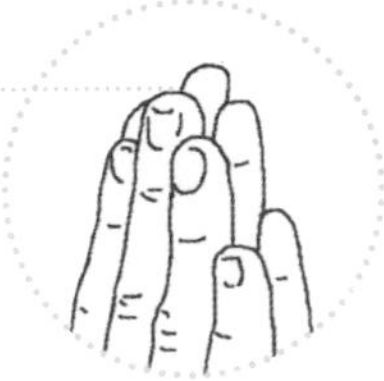

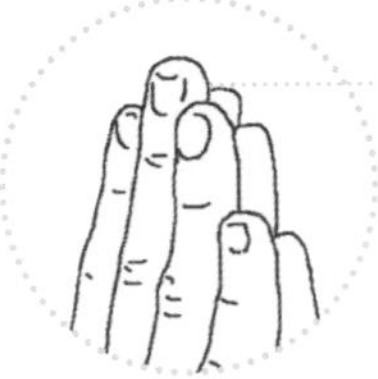

左手比較短

做體操時，以左腳往後拉的狀態進行。

1.

兩腳都彎曲成直角，兩手置於骨盆上。

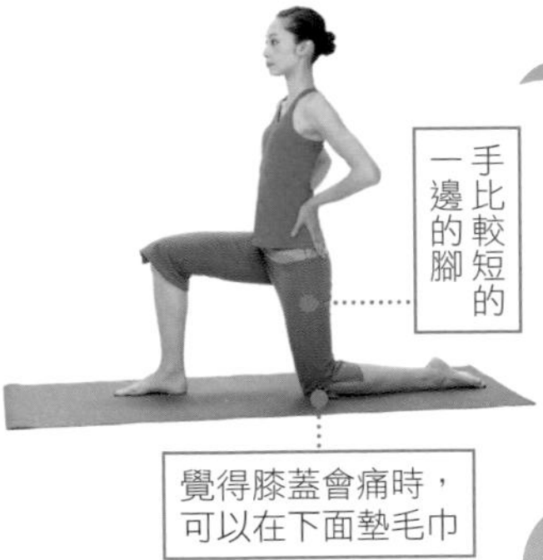
手比較短的一邊的腳
覺得膝蓋會痛時，
可以在下面墊毛巾

往後拉
右手比較短→右腳
左手比較短→左腳

推擠與後方那隻腳同側的骨盆

1組
3～5次

2.

將與後腳同側的骨盆往前推擠，停留10～20秒，再緩緩地復原。重複3～5次。

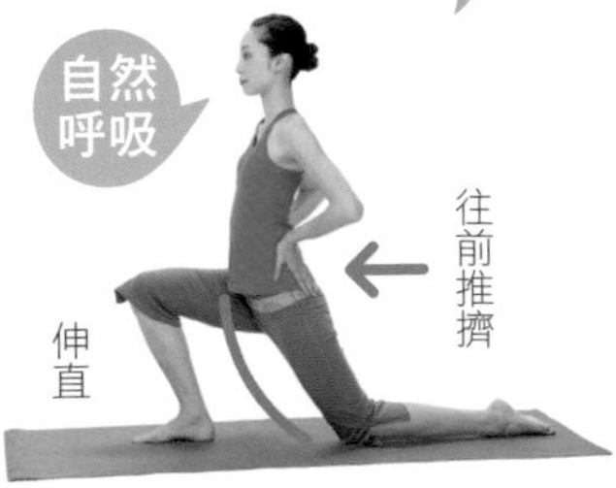
自然呼吸
伸直
往前推擠

想再伸展更多這樣做！ 將上半身往側邊傾斜，可加強伸展腰大肌。

【開始的姿勢】
單腳跪在地板上，後腳往後方拉伸。兩手高舉到肩膀上方，在頭的正上方交握、手掌朝上。

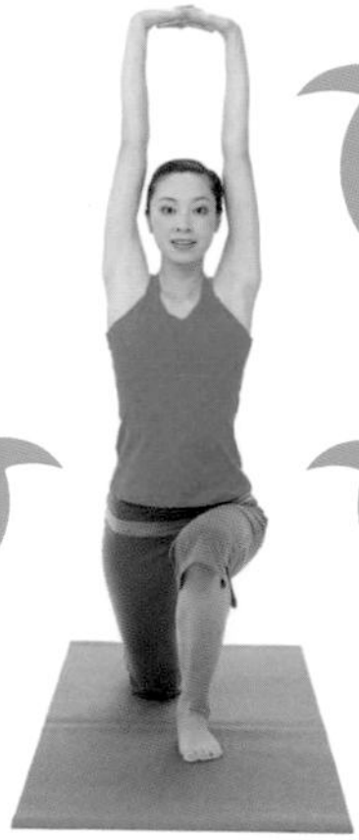

兩手的長度一樣
兩腳前後互換
左右各做一組
右手比較短
左腳在前
右腳在後
左手比較短
右腳在前
左腳在後

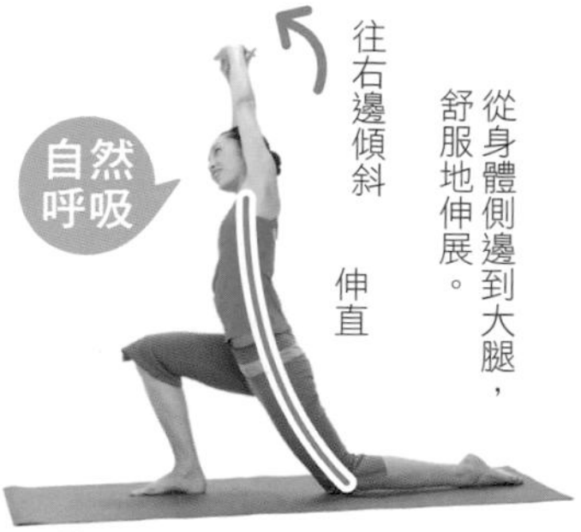

自然呼吸
往右邊傾斜
伸直
從身體側邊到大腿，舒服地伸展。

1組
1～3次

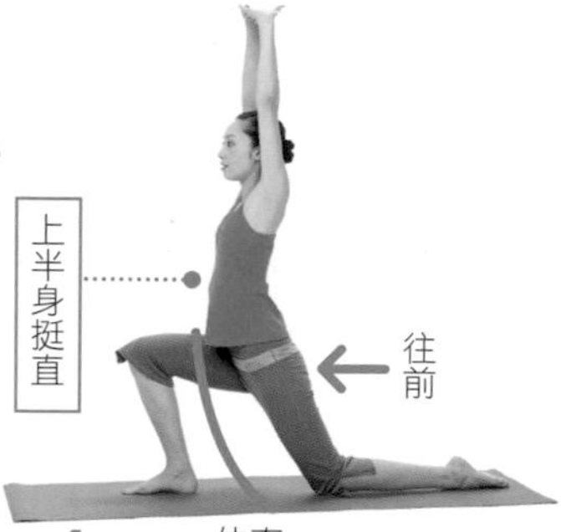

上半身挺直
往前
伸直

2.

上半身往前腳的那一側傾斜，停留後重複做3～5次深呼吸，再緩緩地恢復到動作1的姿勢。

1.

確實挺直背肌，上半身輕輕往前推。

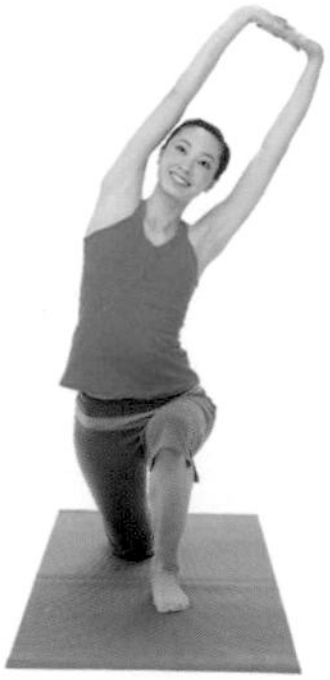

左右都做的動作

左右都做的動作，另一邊的次數也要一樣。

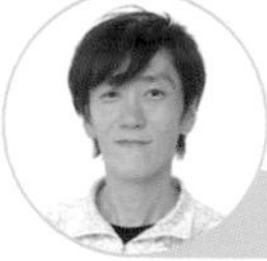

Point

和P55的體操搭配，效果會更好。請定期檢查雙手的長度是否相同（方法請參照P55），以確認效果。

腰大肌鍛鍊 2

無法用單腳站穩的人，可以坐在椅子上進行。

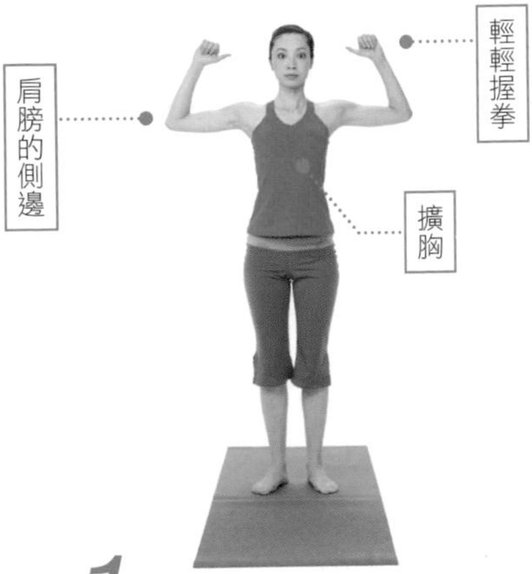
肩膀的側邊
輕輕握拳
擴胸

1.

兩腳張開與肩同寬站立，兩手往肩膀兩邊展開，手肘彎成直角。

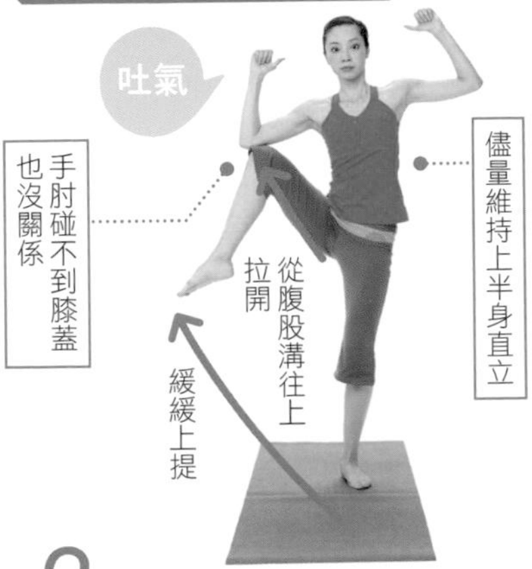
吐氣
手肘碰不到膝蓋也沒關係
儘量維持上半身直立
從腹股溝往上拉開
緩緩上提

2.

一面吐氣、一面將右腳往外上提，緩緩地向手肘靠近。

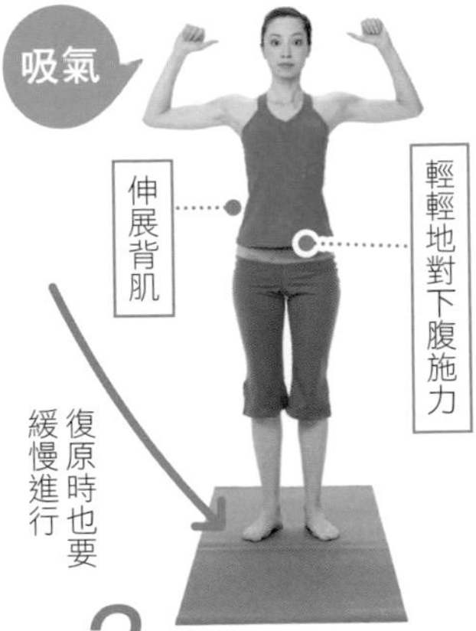

3.

一面吸氣、一面緩緩地恢復到步驟 1 的姿勢。重復做 5～10次步驟 2～3 的動作。

1 組
左右各做
5～10次

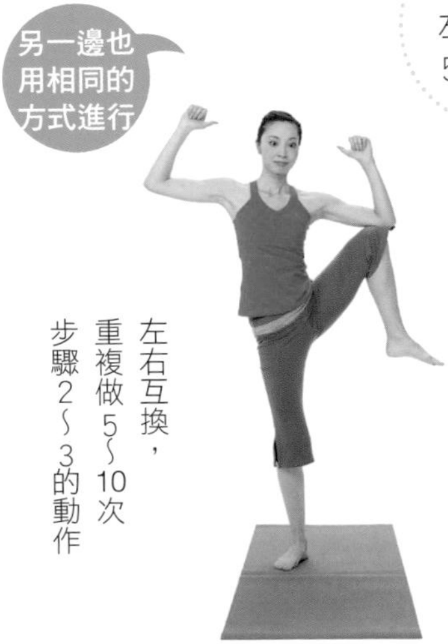
另一邊也用相同的方式進行
左右互換，重複做 5～10 次步驟 2～3 的動作

臥姿腰大肌鍛鍊

放鬆、強化肌肉的動作，
也能消除腳部的浮腫狀況！

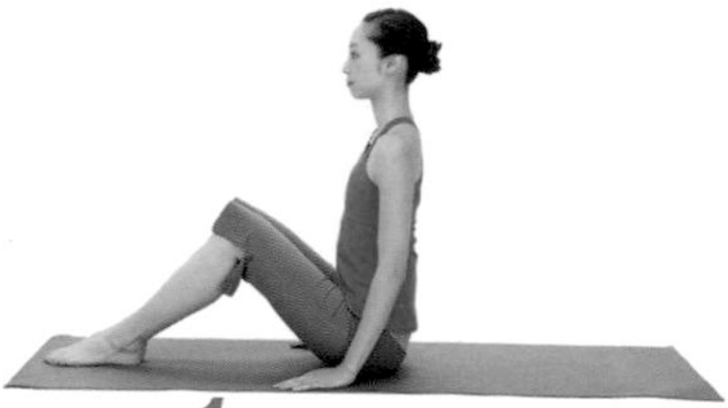

1.

坐在地板上，豎起兩膝。

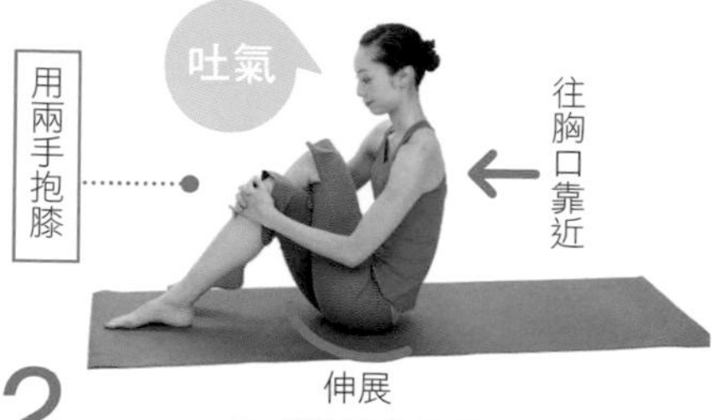
吐氣
用兩手抱膝
往胸口靠近
伸展

2.

左腳跨架在右腳上面，用兩手抱著右膝，
一面吐氣、一面往胸口靠近。

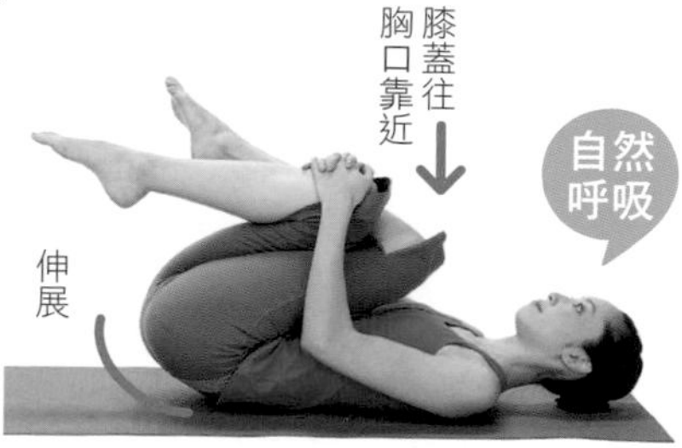
膝蓋往胸口靠近
自然呼吸
伸展

3.

以這種姿勢慢慢往後躺下，自
然呼吸並停留10秒。

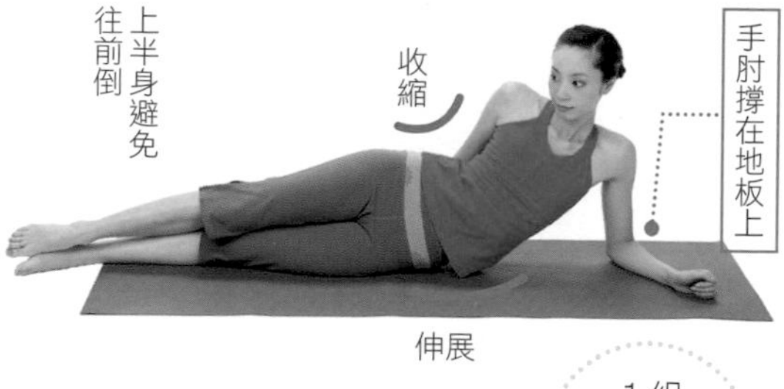
上半身避免往前倒
收縮
手肘撐在地板上
伸展

4.

腳伸直，身體轉向側邊。
在下方的手肘撐在地板
上，挺起上半身。

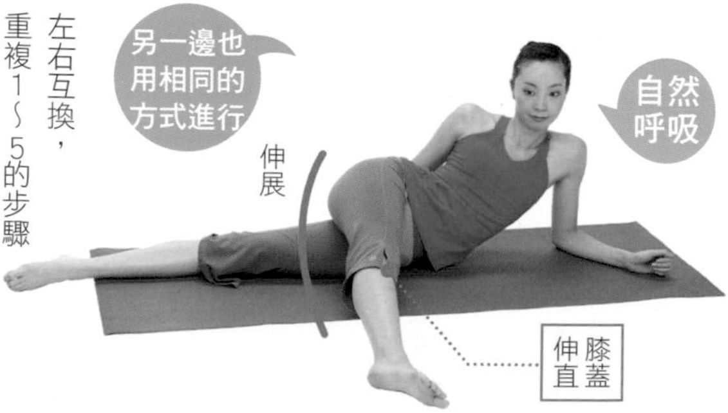
左右互換，重複1～5的步驟
另一邊也用相同的方式進行
自然呼吸
伸展
膝蓋伸直

1組
左右各
1次

5.

一面吐氣、一面將上方
的腳從腹股溝往前伸
展，自然呼吸並且停留
10秒。

腰大肌彈力繩鍛鍊

使用彈力繩做提膝運動，
對於訓練腰大肌的效果會更好。

彈力繩的使用方法

使用彈力繩時，將彈力繩套在要訓練的那邊腳的腳踝（照片上是左腳）上。

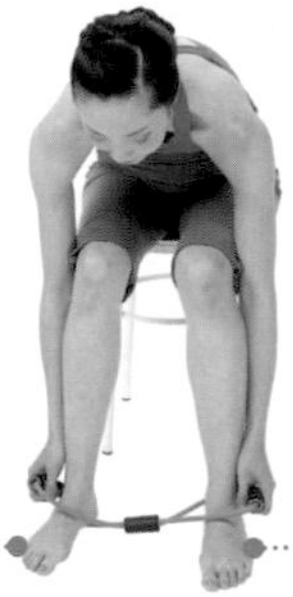

要固定彈力繩的腳
踩在腳底

要訓練的腳
把彈力繩套在腳踝上

用毛巾做替換的方式

毛巾放在這裡

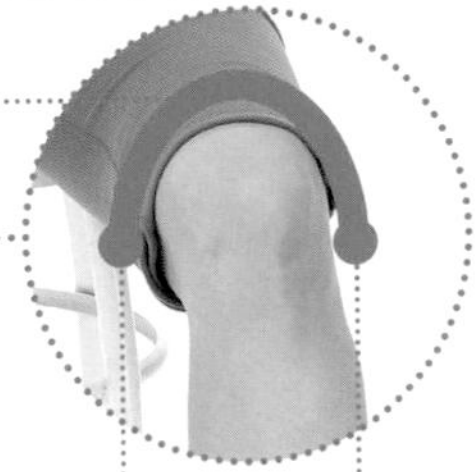

兩手緊緊握住毛巾兩端

1 組
左右各做
5～10 次

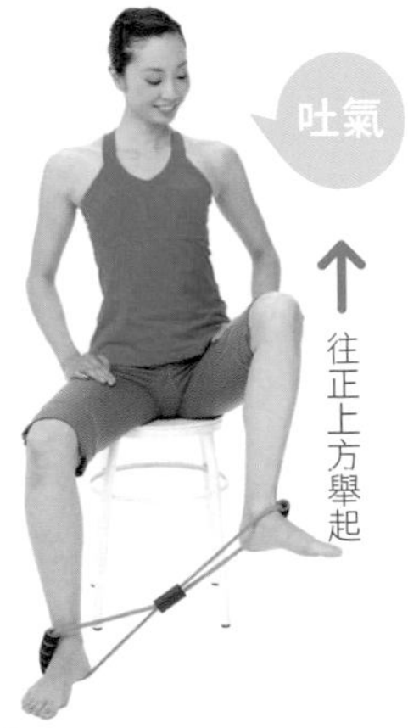

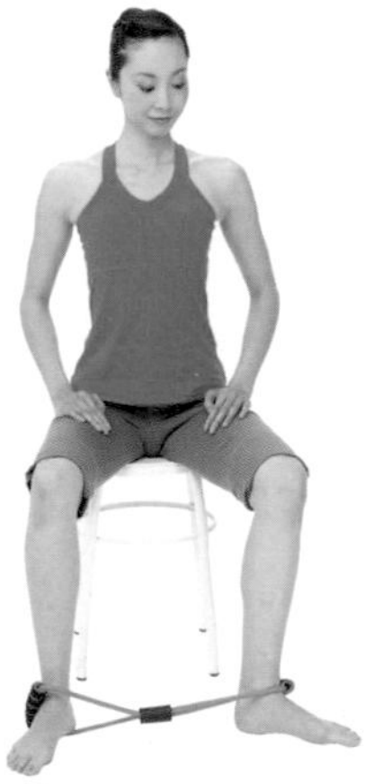

1.

將兩腳張開，雙手放在大腿上，背部挺直。

2.

一面吐氣、一面緩緩地將膝蓋高舉到可以做到的程度。

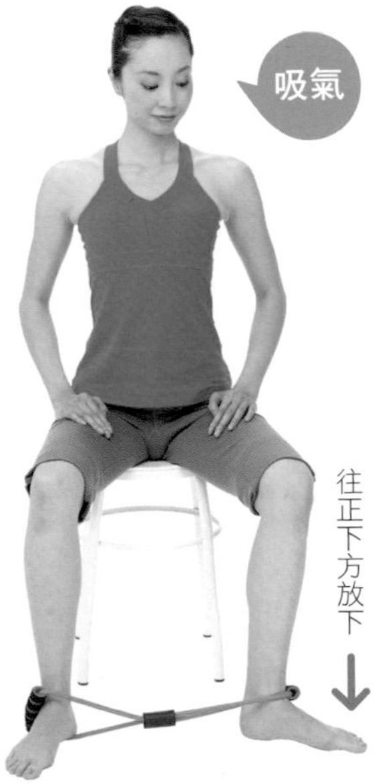

3.

一面吸氣、一面緩緩地回到原本動作，再重複 2～3 的步驟 5～10 次。

另一邊也用相同的方式進行

左右互換，重複 2～3 的步驟 5～10 次

拉背直脊操
肌力鍛鍊

鍛鍊維持正確姿勢的肌肉
腹肌

1天2～3組

【鍛鍊腹肌的效果】

從身體前側伸展脊椎，消除駝背和脊椎側彎的問題，
調整腹部鬆弛、下腹突出等狀況。
也能增加肌肉量、提高全身代謝，
預防並改善代謝症候群體型、肥胖。

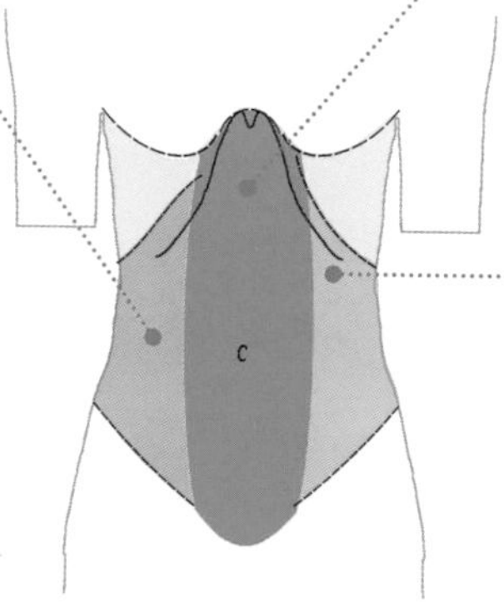

腹橫肌
因它的形狀和功能，所以有「天然束腰」的別名。
腹直肌
最外側的腹肌。功能是可以維持身體的姿勢、彎曲身體、保護內臟等。
腹斜肌
位於腹部兩側，分成外腹斜肌和內腹斜肌兩層，是能夠「打造腰部曲線」的重要腹肌。

鍛鍊這裡的肌肉

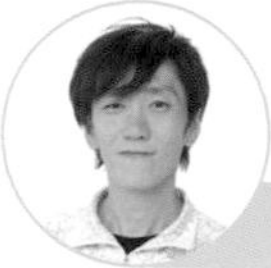

Point

提高鍛鍊效果的訣竅在於：
實行「拉背直脊呼吸法」（P44～45），
請和鍛鍊腹肌的體操一起進行。

利用拉背直脊操，雕塑身體前側到脊椎的腹肌

想要維持正確姿勢，就必須均衡地鍛鍊在前後支撐脊椎的肌肉。在身體前側的肌肉當中，要確實鍛鍊的就是腹肌。腹肌是由5層肌肉結構形成，上面層層疊著腹橫肌、內腹斜肌、外腹斜肌，最外面一層是腹直肌，而腰大肌也是其中之一。

腹直肌是縱向分佈在腹部前方的大塊肌肉，**鍛鍊這裡是維持正確姿勢、緊實體態不可或缺的要件**。和腰大肌、闊背肌不同，腹肌可以從外表、觸摸去確認效果，也是鍛鍊肌肉CP值很高的部位。請勤於實行可邊看電視邊做的「拉背直脊操肌力鍛鍊」，確實鍛鍊肌肉。

核心肌群伸展

伸展位於腹部正中央的腹直肌。

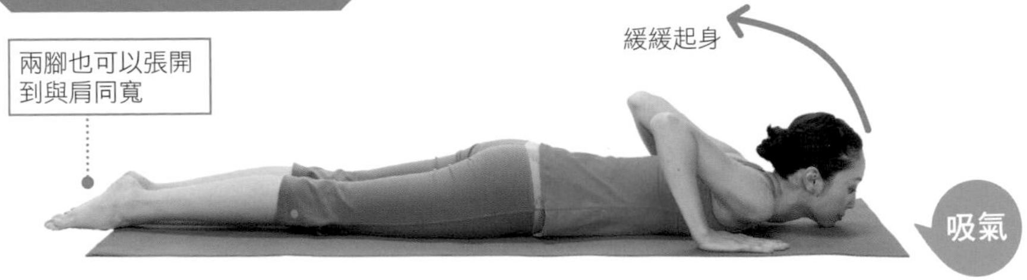

1.

趴在地板上、雙腳自然伸直，手放在肩膀側邊撐起身體，一面吸氣、一面緩緩地挺起上半身。

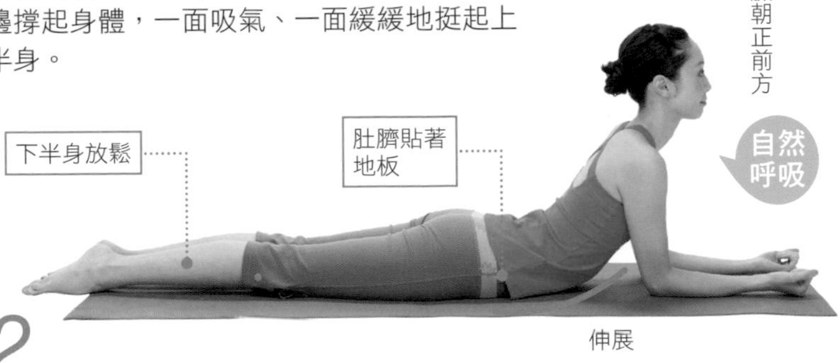

2.

將手肘到手腕部分撐在地面上、挺起身體，反覆自然呼吸、停留10秒。

1組
1～3次

想再伸展更多這樣做！

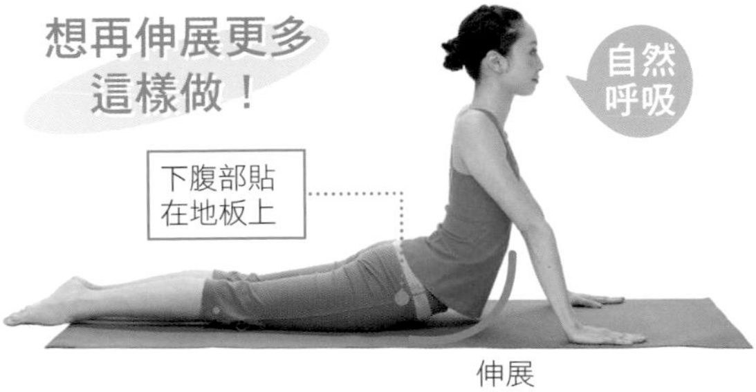

從步驟 2 的姿勢伸直手肘，在不會造成腰痛的程度內，挺起上半身。維持這個姿勢，自然呼吸10秒。

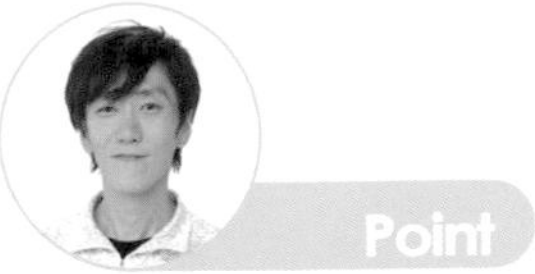

伸展胸部到腹部肌肉的運動很重要，挺起上半身時也不勉強為原則。

核心肌群鍛鍊

變化腳的高度、動作，均衡地強化整個腹肌。

預備姿勢

坐在地板上，豎起兩腳。兩手交疊放在肚臍上，挺直背部。

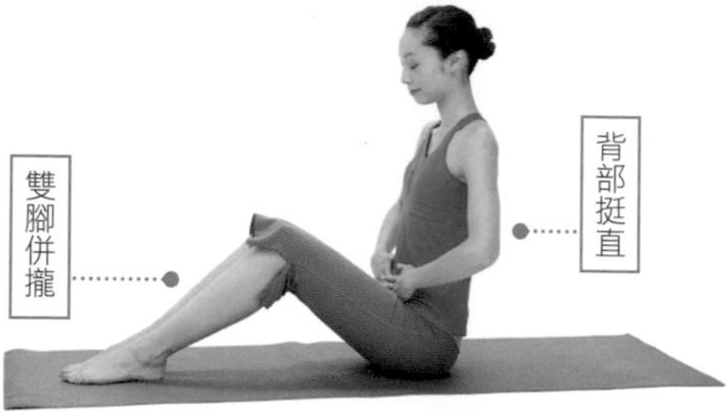
雙腳併攏
背部挺直

鍛鍊上腹部

兩腳併攏、往上提起，緩緩地呼吸、動作請維持15～30秒。

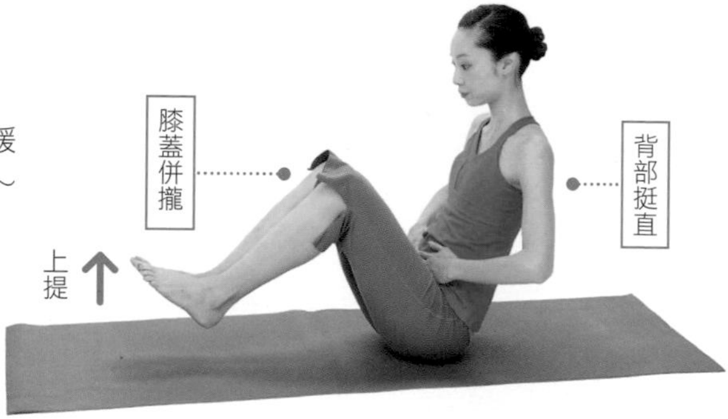
膝蓋併攏
背部挺直
上提

鍛鍊下腹部

兩腳併攏、往上提起，邊吐氣邊伸直兩腳。緩緩地呼吸、停留10秒。

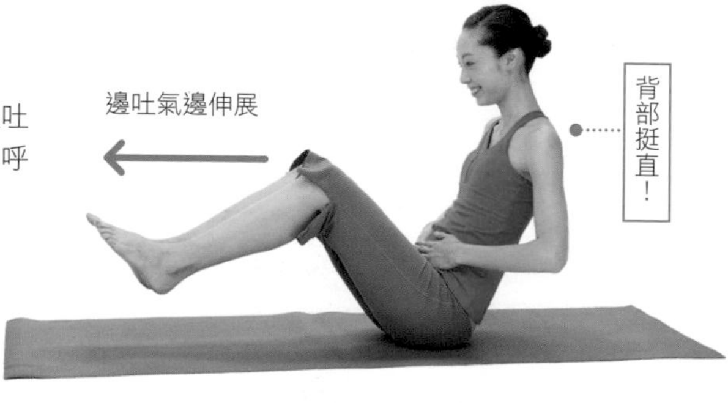
邊吐氣邊伸展
背部挺直！

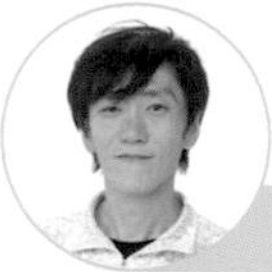

Point

腳抬得愈高，愈能鍛鍊到腹肌的上半部；腳放得愈低，則對下半部愈有效。此外，腳伸得愈直，愈能提高強度，請在能力範圍內自行調整。

1組
1～3次

核心肌群鍛鍊簡化版！

抬腳就無法維持身體平穩的人，
可以用這種方法進行鍛鍊。

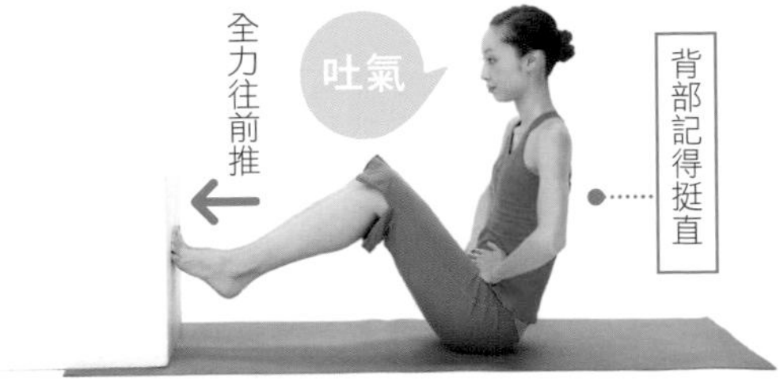
全力往前推
吐氣
背部記得挺直

1 組
5～10次

堅固的牆面

請先事前確認牆面是否堅固，即使用力推擠也不會造成問題！

腳尖頂著牆面，一面吐氣、一面把力氣放在腳尖，持續推擠牆面約 7 秒。然後再一面吸氣、一面放鬆。請重複做 5～10次。

腹肌平衡

在強化腹肌的同時，
也要調整左右肌肉、神經的平衡。

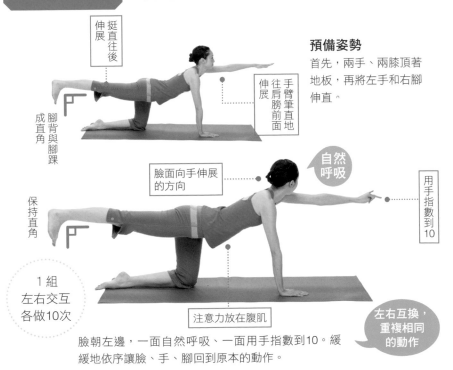

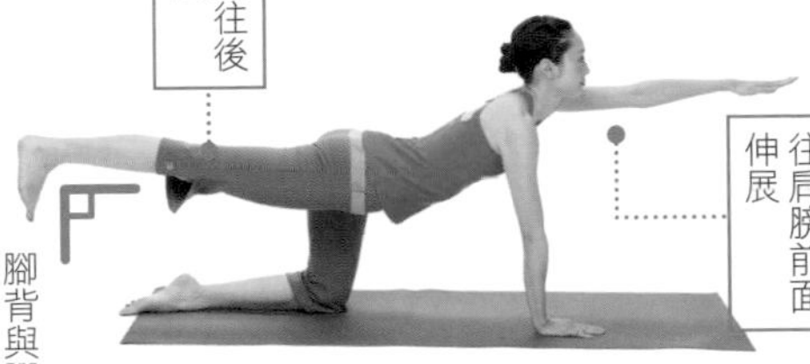
挺直往後伸展
手臂筆直地往肩膀前面伸展
腳背與腳踝成直角

預備姿勢

首先，兩手、兩膝頂著地板，再將左手和右腳伸直。

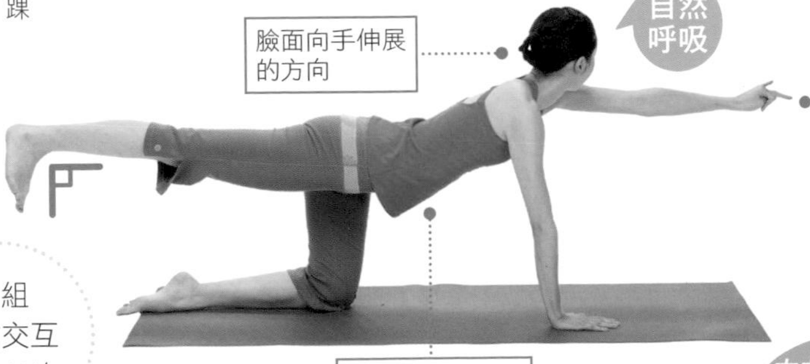
臉面向手伸展的方向
自然呼吸
用手指數到10
保持直角
注意力放在腹肌

1 組
左右交互
各做10次

左右互換，重複相同的動作

臉朝左邊，一面自然呼吸、一面用手指數到10。緩緩地依序讓臉、手、腳回到原本的動作。

特別篇

拉背直脊操
腦部鍛鍊

促進骨骼成長、鍛鍊腦部
足部敲打體操

1天1～2組

這是一個可以邊看電視邊做、也可在入浴時順便做的刺激動作。只需要敲打腳跟以及腳踝的部分。做這個動作具有消除足部疲勞的效果，因此請務必當作每日例行工作。

預備動作

轉動腳踝，向內、外各轉5圈，雙腳都要做。

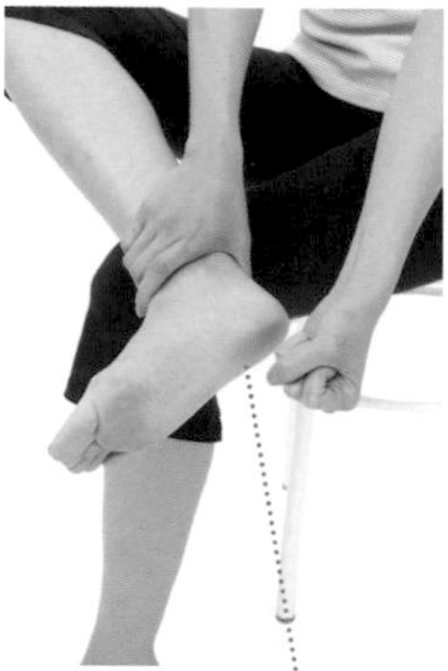

腳跟敲打體操

刺激骨骼、拉長身高

腳跟上有著促進軟骨形成的組織，刺激這些部位可以使骨骼成長，不僅成人可以做，也適合想增高的小孩一起跟著做。

敲打腳跟

以腳跟為中心，用拳頭輕輕敲打腳踝內、外側、以及腳底等部位約30次，左右腳都要實行。

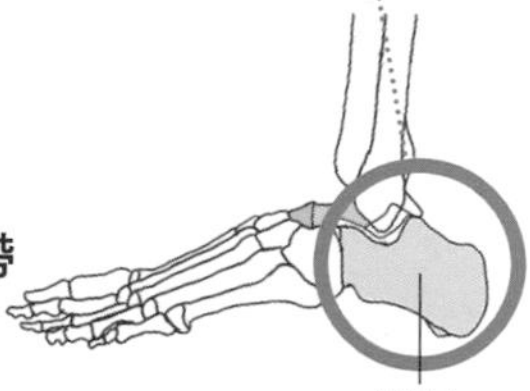

1組
左右
各30次

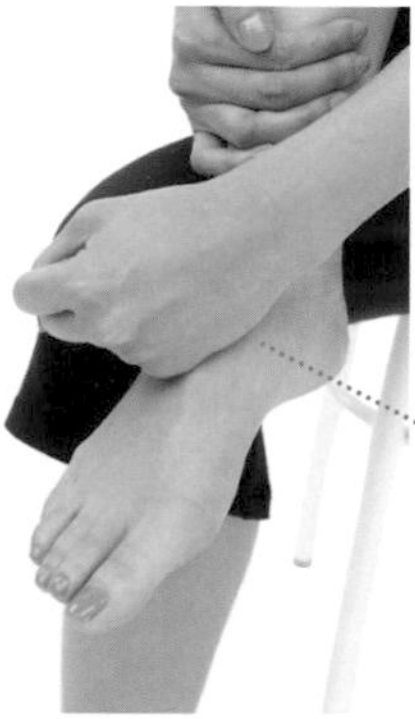

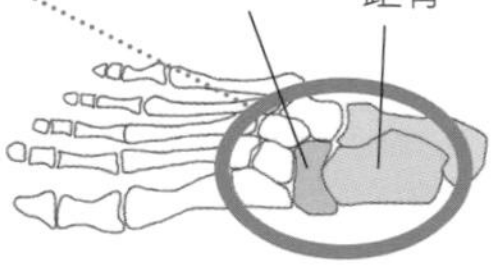

腳踝敲打體操

位於腳背部分的舟狀骨和距骨，是和大腦有著密切關係的「身體的感應器」。刺激這些部位，可以傳達訊息到腦部，達到活化大腦和神經功能的效果。

敲打腳踝

用拳頭輕輕敲打腳背、腳踝附近約30次，左右腳都要做。

PART 4

拉背直脊操

拉伸篇

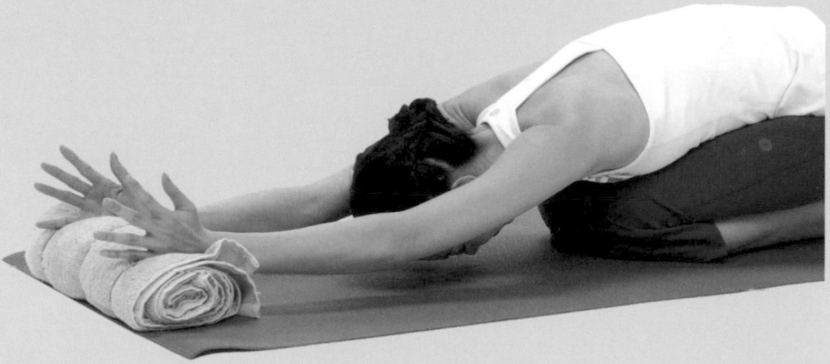

這個挺直腰部、看起來精神充沛的姿勢，
也能消除肩膀僵硬、腰痛、缺乏運動等問題。
可以邊看電視，或聽喜歡的音樂，
一邊做讓身體覺得舒暢的拉伸動作。
「一定全部都要做到！」不需要如此勉強自己，
只要在可以做的時間，挑選可行的來做就行。
首先，找一項可以當每天例行作業的體操開始吧！

拉背直脊操
拉伸篇

舒緩錯誤姿勢造成的肌肉緊繃
肩胛骨的拉伸

1天2～3組

與斜方肌、菱形肌等6塊肌肉連動，分別往6個方向移動。

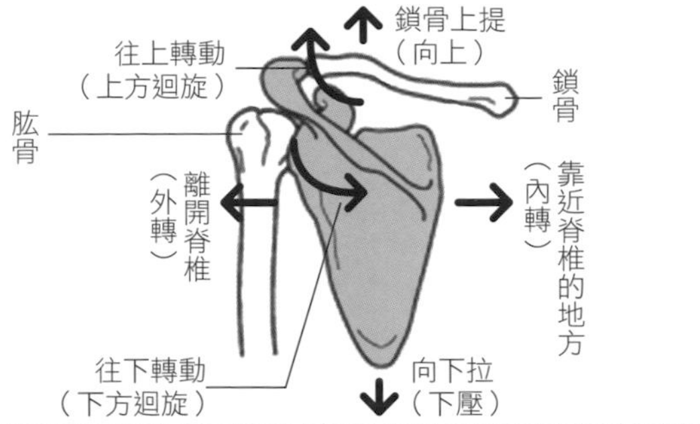

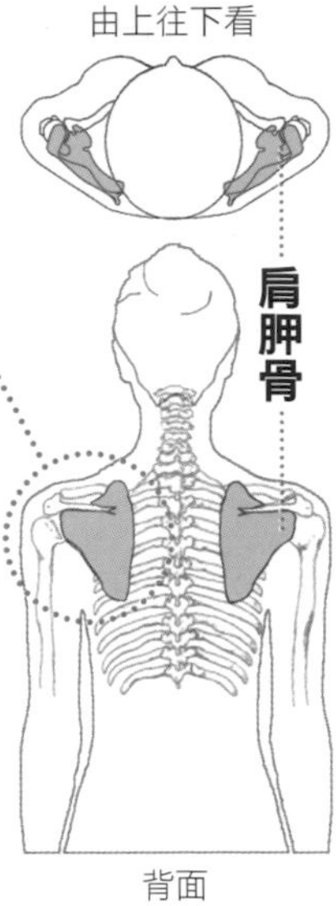

【拉伸肩胛骨的效果】

調整姿勢、拉提體型。

消除頸部、肩膀、背部的僵硬、腫脹感。

呼吸順暢，可充分吸收到氧氣。

促進代謝，養成易瘦、不會復胖體質。

肩胛骨的活動柔軟靈活可以帶來許多好處！

「想要健康，關鍵在肩胛骨」這一句看似是開玩笑的話，但實際上肩胛骨周邊的柔軟度，不只會影響姿勢，甚至連帶影響到全身各部位。肩胛骨位在鎖骨下方，和肩膀、背部的肌肉連動，分別往6個方向移動。當肩胛骨的動作不靈活時，就是其周邊肌肉變僵硬的證據。相反地，**若肩胛骨動作靈活了，肌肉就會放鬆，僵硬或腫脹的狀況也會改善。**

此外，當肩胛骨能靈活動作，手臂可以往各方向運動，也能舒緩、放鬆肋骨和脊椎周邊的肌肉。這樣一來，呼吸變得順暢，身體可充分吸收到氧氣，血液循環、神經系統、內臟等功能也跟著提升……，肩胛骨的靈活與否對健康影響甚鉅。

肩胛骨柔軟度檢查＆拉伸

先從檢查肩胛骨的柔軟度開始！

【檢查肩胛骨動作的方法】

雙手握拳，拳頭對拳頭、手肘相對緊貼在一起，以這個姿勢往上舉。

手肘可高過下巴
→肩胛骨的動作良好，請利用【拉伸篇】的動作維持良好狀態。

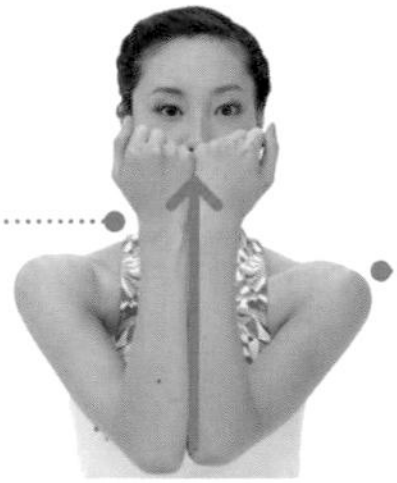

手肘無法舉至肩膀以上、手肘無法併攏、手肘往上舉時就會分開。
→周邊的肌肉緊繃，使肩胛骨動作不靈活。

首先用和檢查方法相同的動作，進行舒緩肩胛骨周邊肌肉的體操。這種體操也有提高代謝、達到燃燒脂肪的效果。

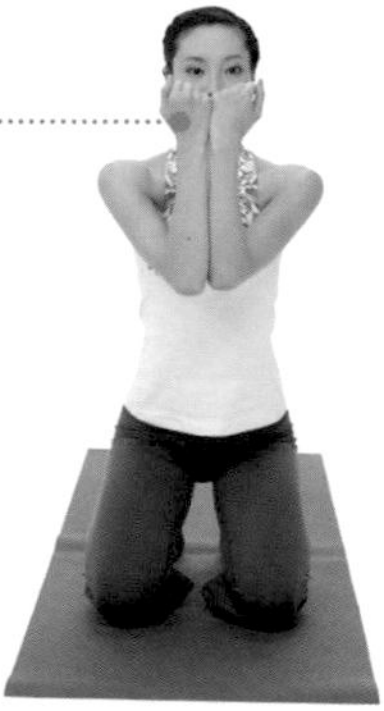

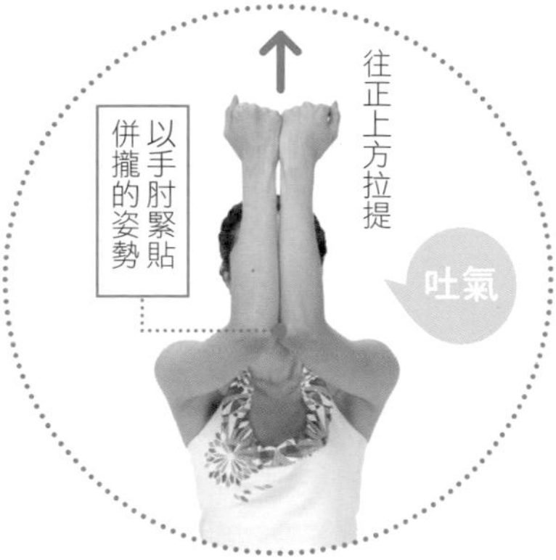

1組10次

開始的姿勢

若不採跪姿，以站姿、坐姿都可以，挺直背部、兩手肘在身體前面併攏緊貼。

一面吐氣、一面緩緩上提，拉提到手肘能維持緊貼的地方為止。再邊吸氣邊回復原來的姿勢，重複做10次。

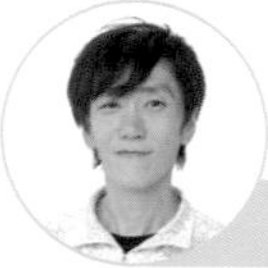

Point

手肘併攏比手舉得高更重要，因為手肘一分開就無法產生效果。

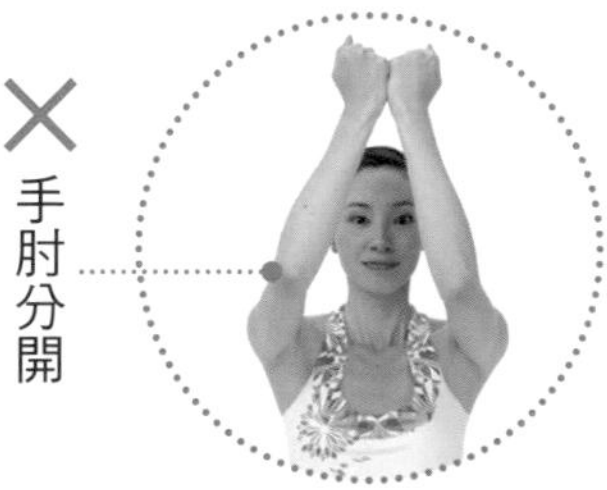

拉背直脊操

拉伸篇

不限場地跟做的拉伸操
隨時隨地都可以做的日間拉伸

1天2～3組

游泳伸展動作

像游泳一樣轉動肩膀。

1組包含
左右兩邊
交互進行
總共20次

預備的姿勢

若不採跪姿，以坐著或站著都能進行，
背部挺直、兩手交疊放在後腦杓。
手肘往左右撐開，擴胸。

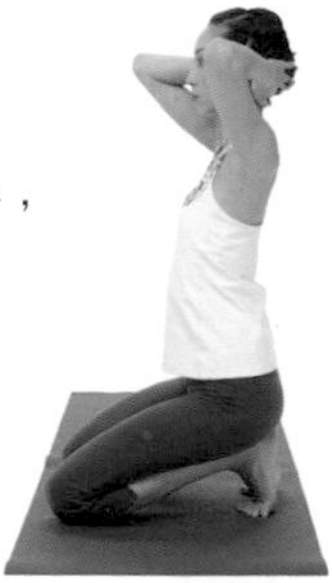

【自由式】像游自由式一般，輪流往前轉動左右兩邊肩膀，維持自然呼吸，總共重複20次。

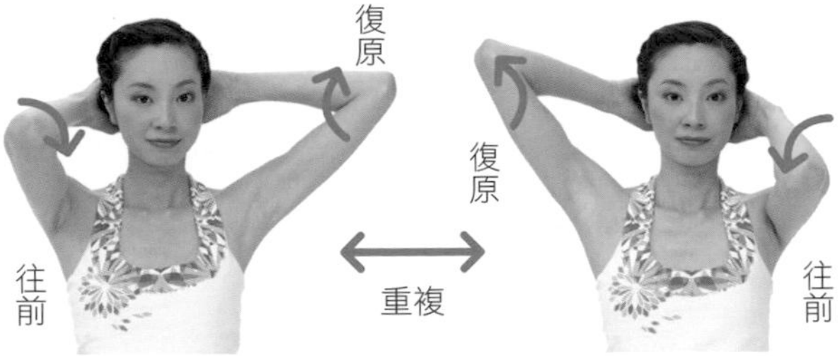

用手肘畫圓，從肩側往前移動　有節奏地左右輪流交替動作　肩胛骨往側邊，像畫一個「8」字一樣。

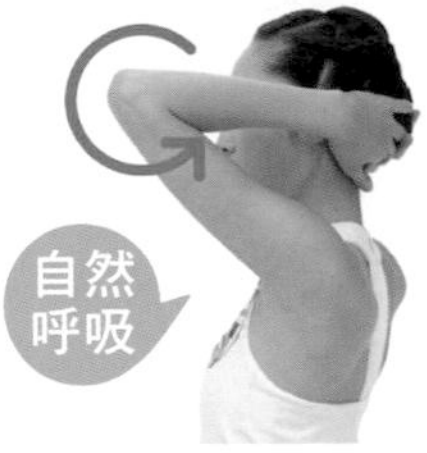

往前轉

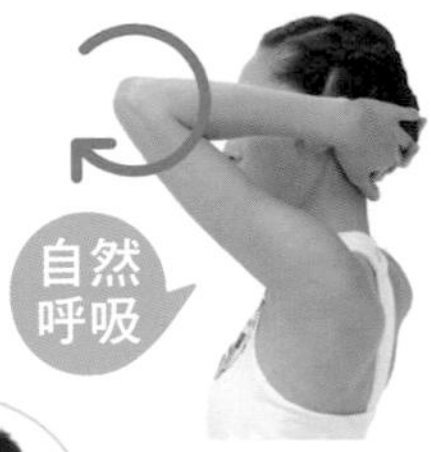

向後轉

【仰式】像游仰式一般，左右交替往後轉動肩膀，維持自然呼吸，總共重複20次。

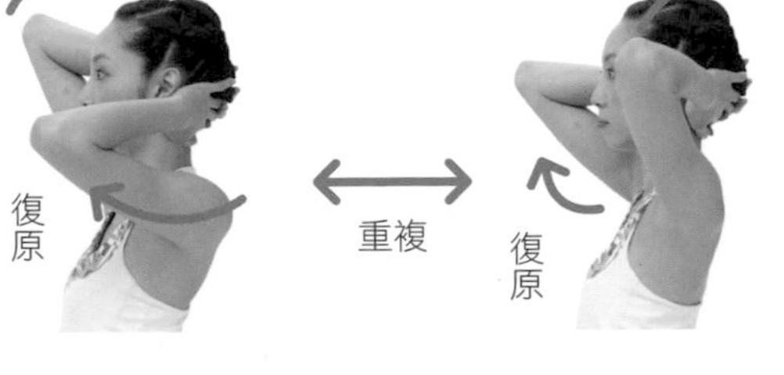

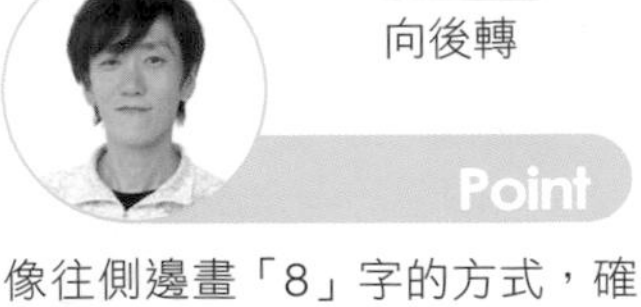

像往側邊畫「8」字的方式，確實轉動肩胛骨。

肩胛骨平衡體操

不限時間、場地都能做的簡單體操。

【利用門框或牆壁來進行】

手放在堅固的門框或牆壁上，用力推擠。依據手放置的高度不同，對肩胛骨周邊肌肉造成刺激的位置也會有所改變。

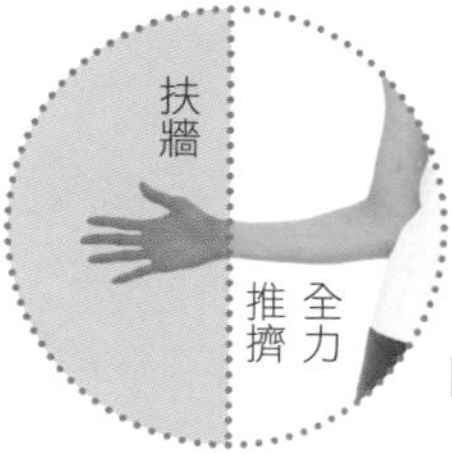

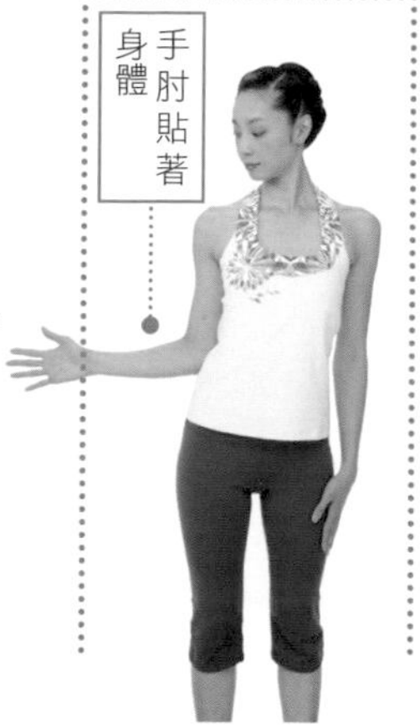

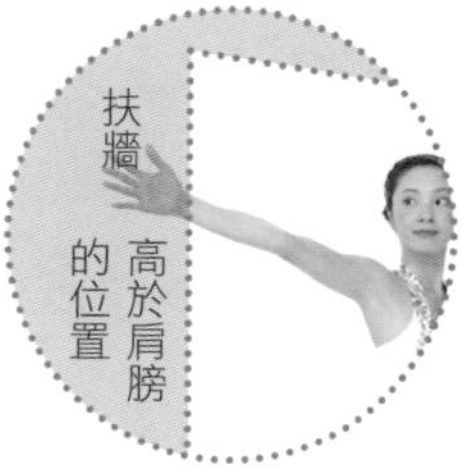

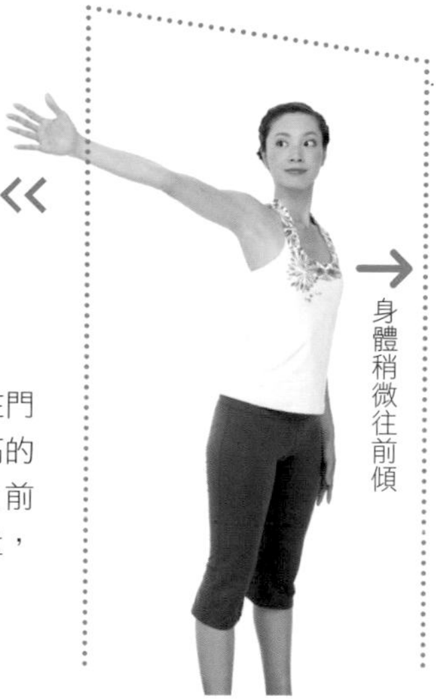

肩胛骨下部

手臂貼著體側，手肘彎曲成直角，手掌貼在門框或牆壁上，推擠約10秒。

肩胛骨上部

手臂伸直，將手掌貼在門框或牆壁上、比肩膀高的位置，身體輕輕地往前傾，透過手掌施加力量，停留約10秒左右。

1組
10秒╳3次

本頁的3種體操都是採自然的呼吸方式，請務必左右交互進行。

平衡體操簡化版！

開始的姿勢

單手夾在另一邊的腋下。

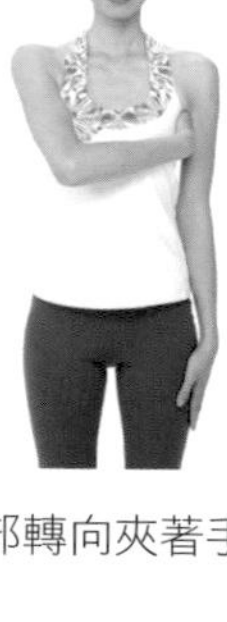

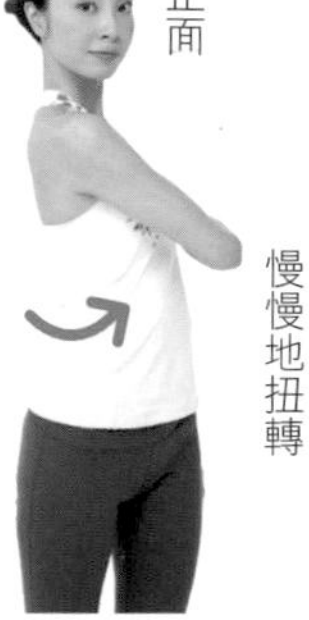

臉部儘量朝向正面，腰部轉向夾著手的一邊，停留約10秒。

另一邊也用相同的方式進行

拉背直脊操

拉伸篇

一面拉伸一面雕塑身型

肩胛骨彈力繩伸展鍛鍊

1天1～3組

拉伸鍛鍊

訣竅在於利用彈力繩的反作用力，用力拉開彈力繩。

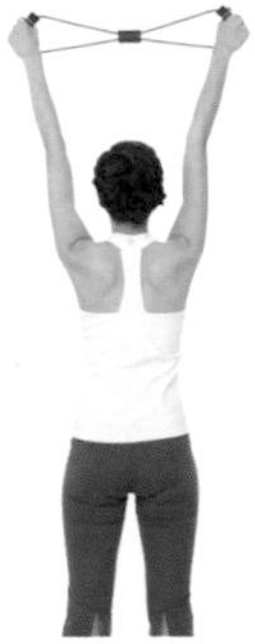

1.

兩腿張開與肩同寬，握住彈力繩兩端，將兩手高舉到頭上方。

自然呼吸

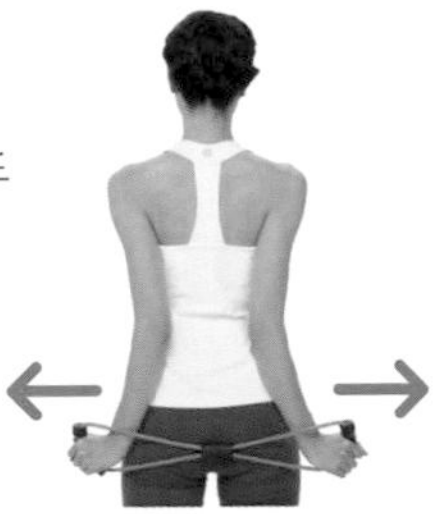

2.

將手繞到背後，兩手放在臀部兩側。

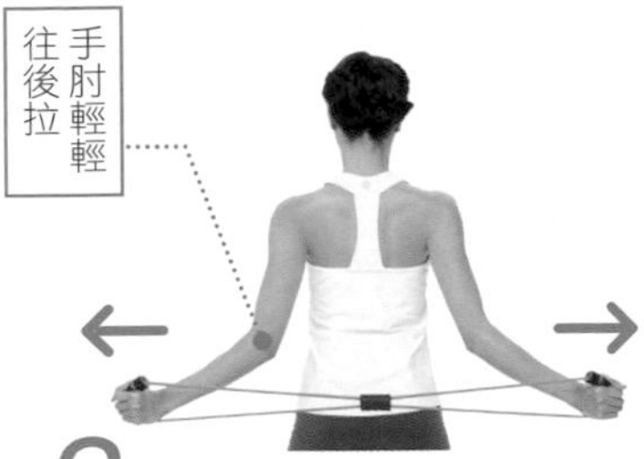

3.

往左右用力拉開彈力繩。

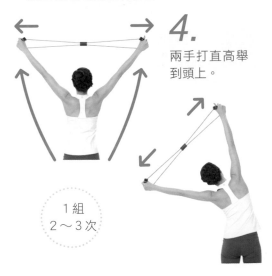

4.

兩手打直高舉到頭上。

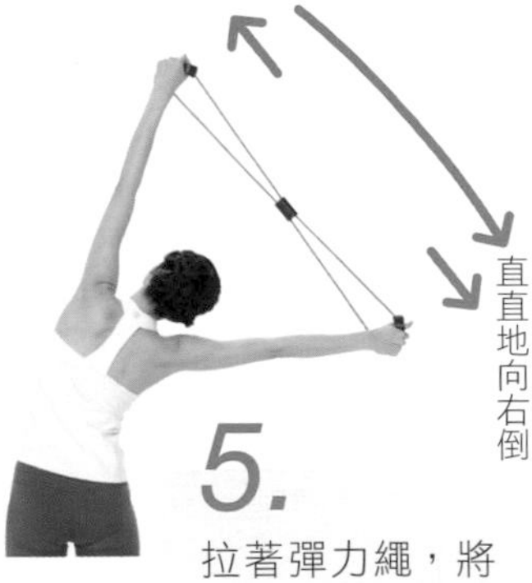

5.

拉著彈力繩，將上半身往右邊傾斜。

6.

緩緩直起身體，再往左邊傾斜。

1組
2～3次

彈力繩套束操

彈力繩呈「８字」套在背後進行動作。

【轉動手肘】

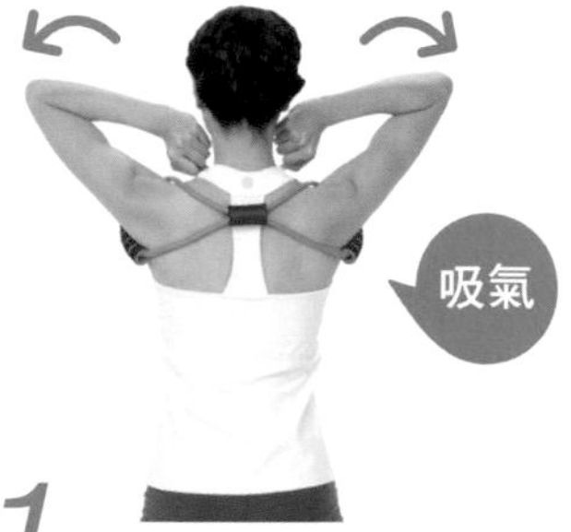

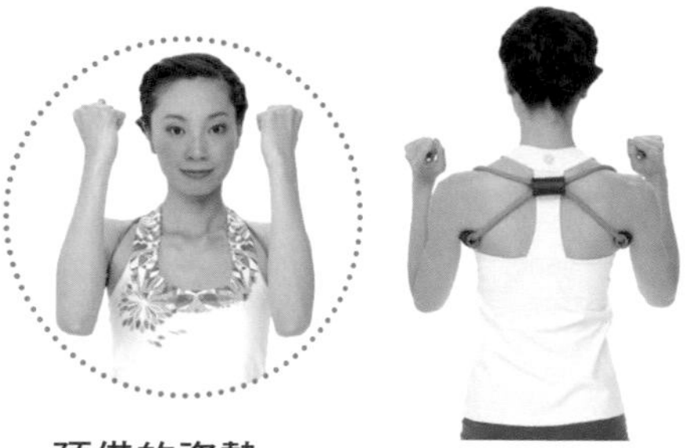

預備的姿勢

像套束帶的方式套上彈力繩，雙手在肩膀前面握成拳，這個動作也可以坐著進行。

1.

一面吸氣，一面由前往側邊轉動手肘。

2.

一面吐氣，一面輕輕地將手肘往後拉到肩膀側邊，將步驟１～２重複做10次。

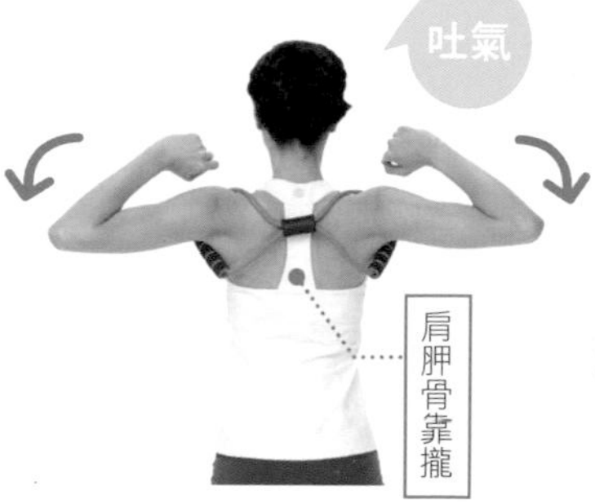

１組10次

【靠攏手肘】

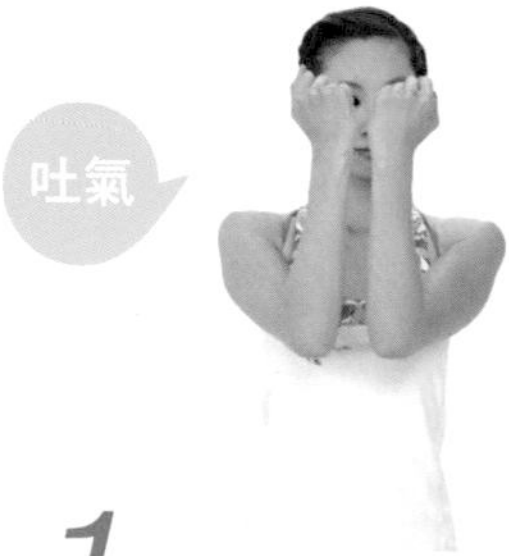

1.

一面吐氣，一面將手肘於胸前靠攏。

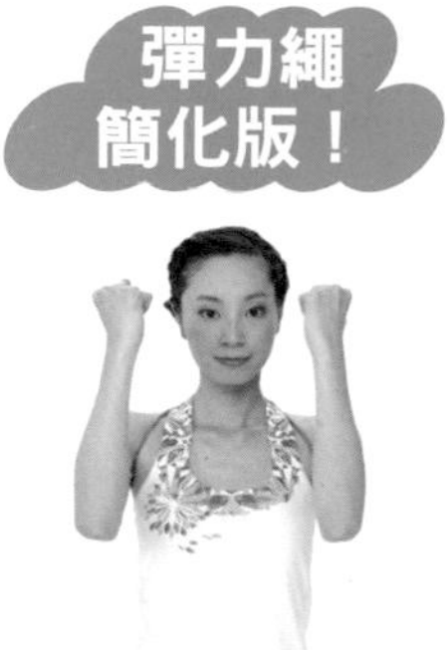

預備姿勢手肘張開到與肩同寬再進行。

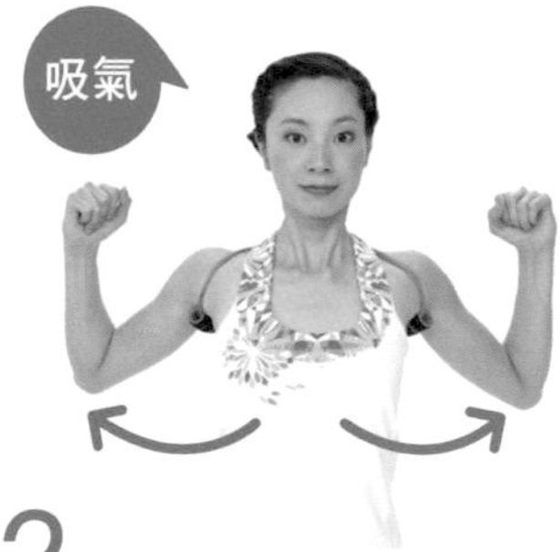

2.

一面吸氣，一面輕輕將手肘往後拉，擴胸。將步驟１～２重複做10次。

當痠痛來襲時可以立即消除

頸部周圍肌肉的拉伸

1天1～3組

頸部肌肉的拉伸＆強化

也可以用毛巾取代彈力繩。

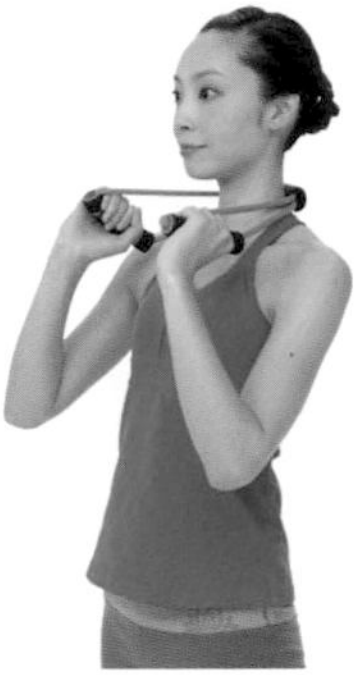

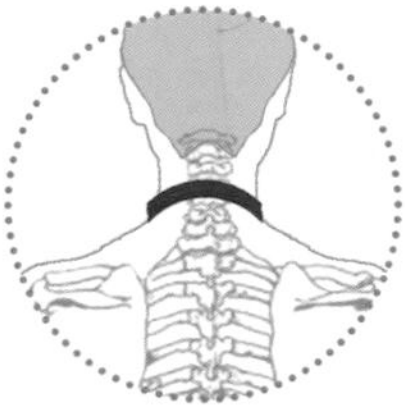

脖子後方突出的骨頭

彈力繩的使用方法

將彈力繩放在脖子上，雙手握著兩端；若是使用毛巾，請將毛巾捲起來，再牢牢地抓著毛巾兩端。

藉由將頭部轉動至不同方向，可改變拉伸的部位。頸部有許多神經通過，因此要避免過度施力，不論傾斜或是回復原本的姿勢，請都要慢慢進行。

慢慢地傾斜頭部，一面輕輕拉扯彈力繩，一面自然呼吸並停留3秒，再慢慢地回復動作，重複進行10次。

坐著、站著都可以進行

不論傾斜或回復動作，都要緩慢進行。

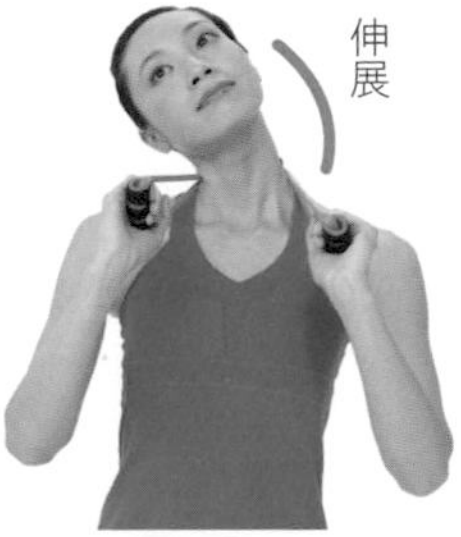

【頭部往側邊傾斜】

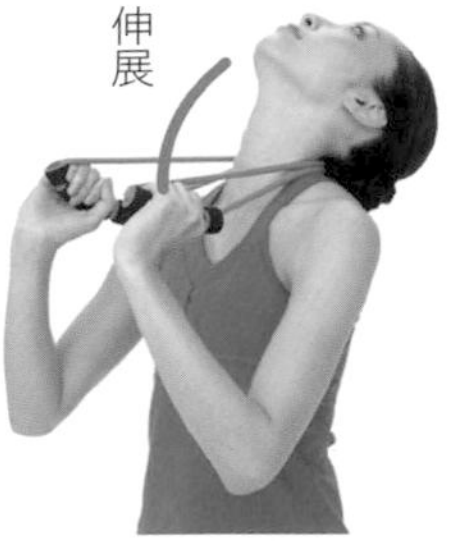

【頭部往後方傾斜】

1組
每一方向
進行10次

另一邊也用相同的方式進行

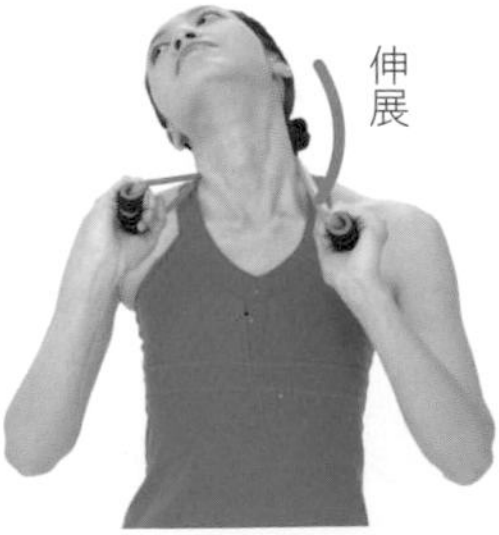

【頭部往斜後方傾斜】

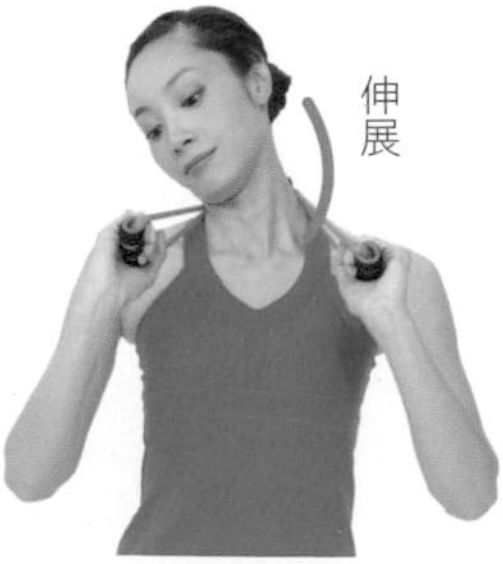

【頭部往斜前方傾斜】

【頭部下方的拉伸動作】

頭部向後仰，以反方向輕輕往斜上方拉彈力繩

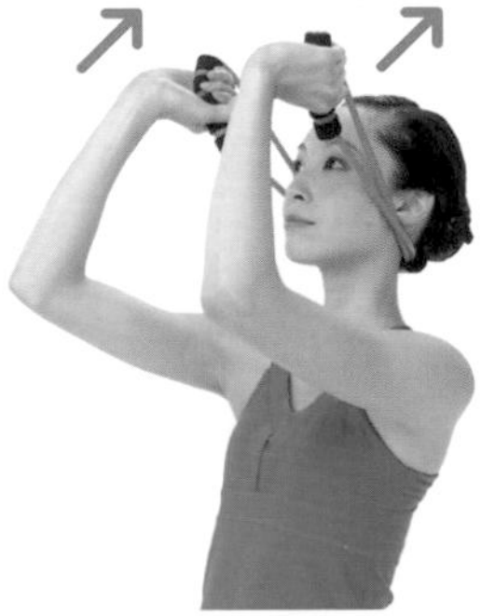

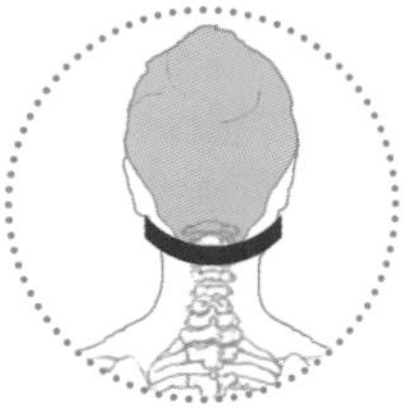

延著脖子上方的髮際線附近、頸骨和頭蓋骨的交界

預備的姿勢

將彈力繩放在脖子後方髮際線附近，手握著兩端。兩手高舉到額頭的高度，把頭部的重量放在彈力繩上面。

自然呼吸

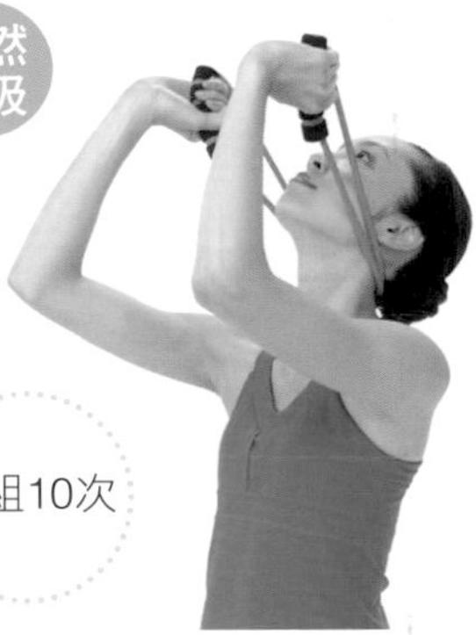

一面吐氣，一面緩緩地將頭往後仰。再往斜上方拉彈力繩，並保持自然呼吸、停留 3 秒。最後一面吸氣，一面復原。

1 組10次

拉伸動作簡化版！

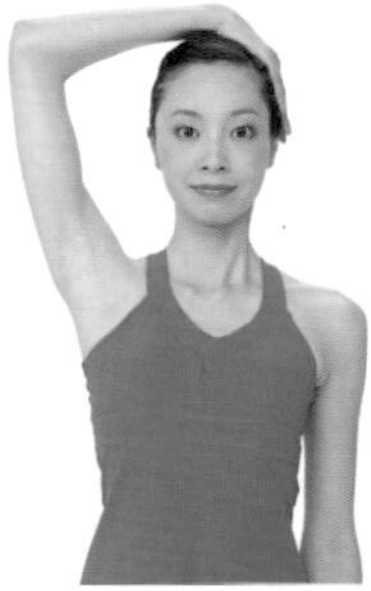

開始的姿勢

右手扶著頭頂，指尖靠近左耳。

往反方向傾斜

自然呼吸

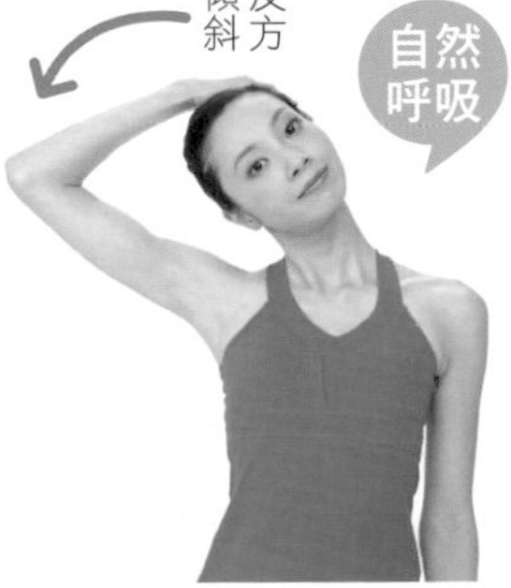

頭往右側傾斜，自然呼吸並停留10秒。

另一邊也用相同方式進行

1 組10秒

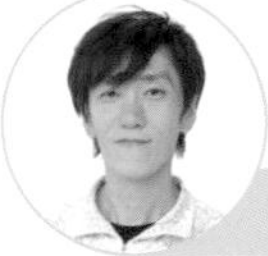

Point

如果做此動作時聳肩，或身體隨著脖子往側邊傾斜，就會使頸部肌肉鬆弛，無法達到鍛鍊的效果。

拉背直脊操
拉伸篇

在放鬆時間時可躺下做的動作
拉背直脊枕體操

1天1～3組

躺著也能做的伸展操

舒服地放鬆肩膀周圍。

如果覺得腰會痛，
可以豎起膝蓋

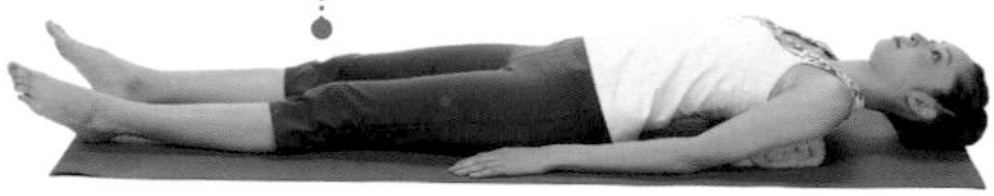

【枕頭的位置】
橫放在「肩胛骨的下方」。

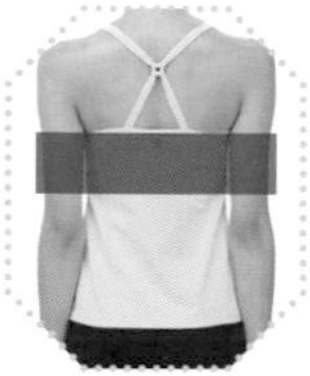

開始前的姿勢

躺在拉背直脊枕上面，兩腳張開與肩同寬，伸直。

【大幅轉動肩膀】

1組5次

1.

眼睛往正前方凝視，將雙手手臂抬高到胸前伸直，自然呼吸並停留3秒。

雙手向上伸展到感覺肩膀微微提起的程度。

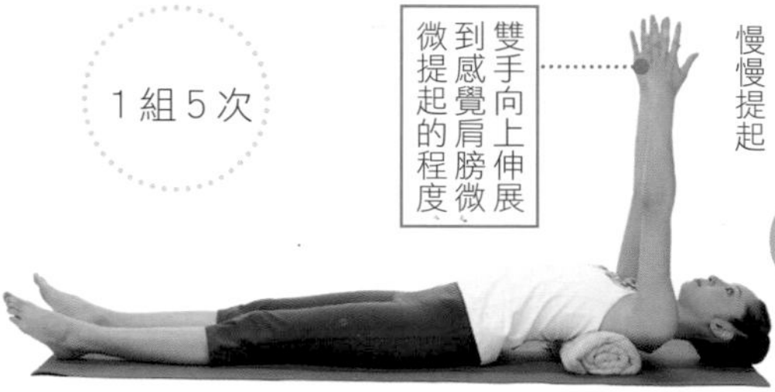

2.

一面吸氣、一面將雙手往左右張開直到碰到地面。

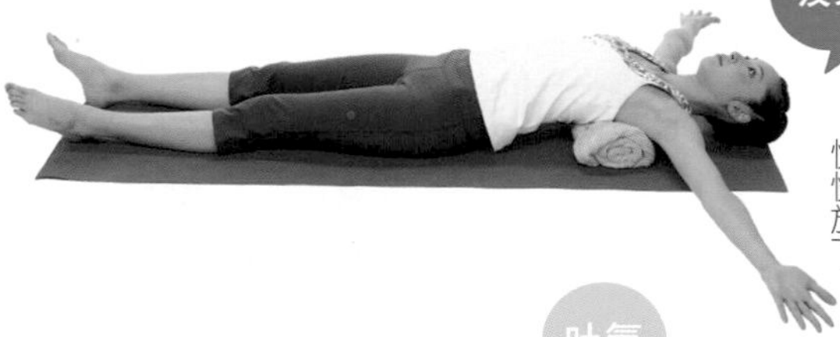

3.

一面吐氣、一面讓手臂在地板上往頭部的方向滑行。重複進行1～3的步驟5次。

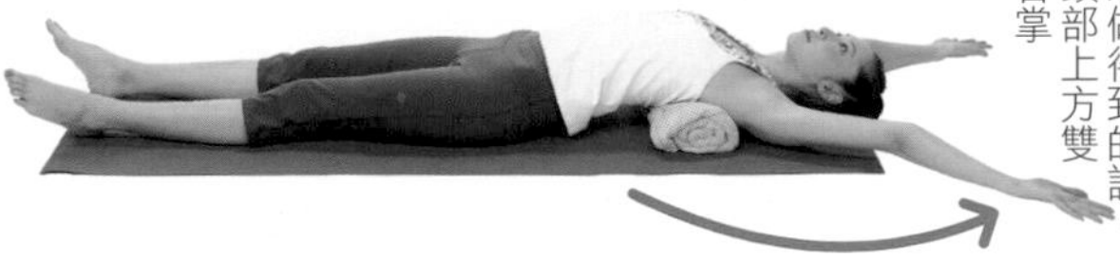

如果做得到的話，在頭部上方雙手合掌

【往後方轉動肩膀】

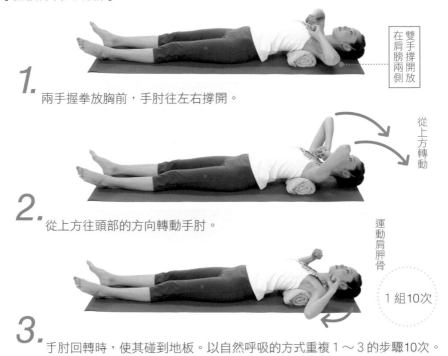

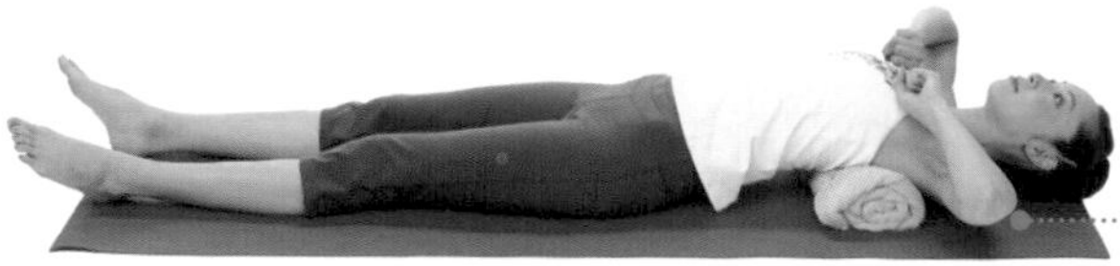

1. 兩手握拳放胸前，手肘往左右撐開。

2. 從上方往頭部的方向轉動手肘。

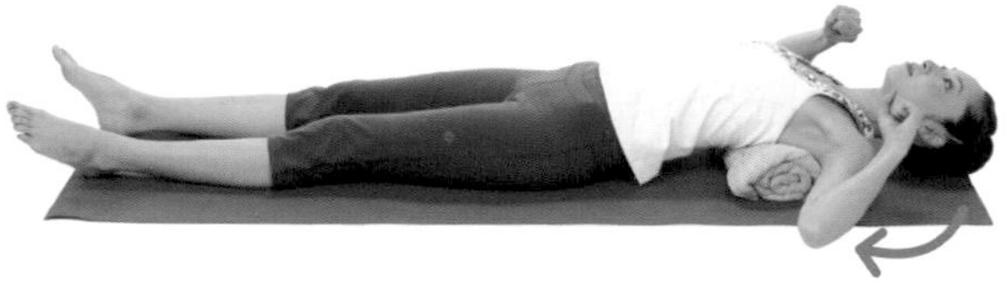

3. 手肘回轉時，使其碰到地板。以自然呼吸的方式重複 1～3 的步驟10次。

【拉提手腳、伸展肩膀】

左手向上舉、伸展到頭部的上方後抬起右腳。以這種姿勢自然呼吸並停留10秒，再緩緩地回復動作。左右換邊並重複相同動作。

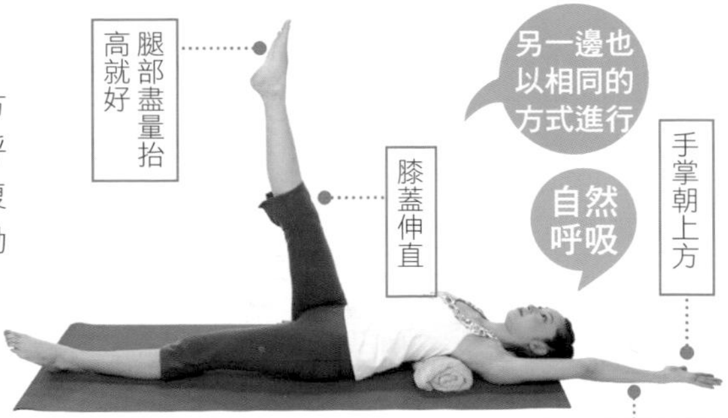

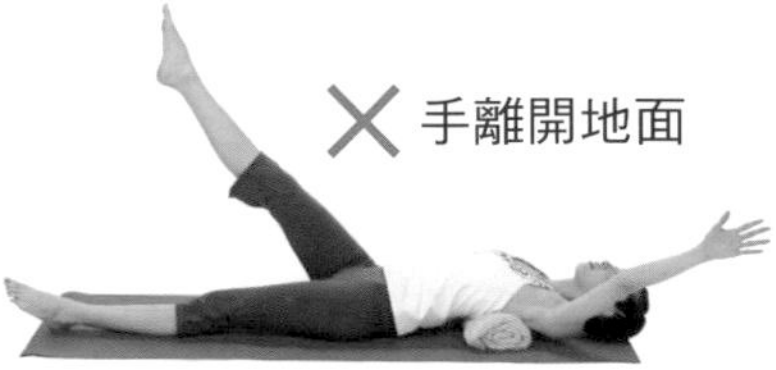

手一旦離開地面，肩胛骨周邊就不太能有效伸展。

肩胛骨全方位體操

一面伸展背部，一面全方位運動肩胛骨。

預備姿勢

跪坐，膝蓋前面橫放著拉背直脊枕。

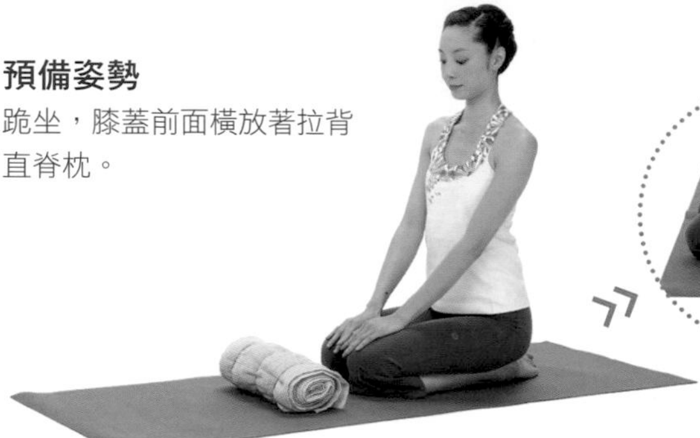

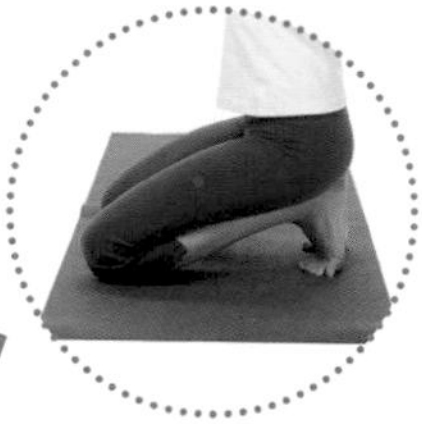

也可以採這種姿勢

跪在地上，臀部坐在腳後跟上。

一面吐氣、一面緩緩向前趴下

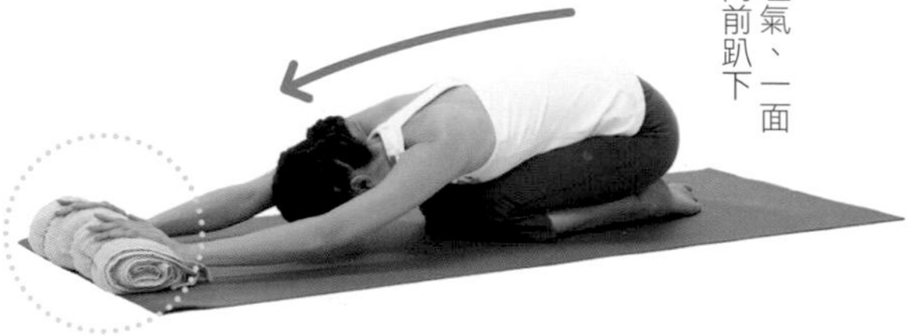

自然呼吸並停留10秒

兩手放在枕頭上，緩緩地將枕頭往前方推出、儘量讓身體趴下，維持這個姿勢，再改變手掌的方向，每換個方向就停留10秒，過程中請保持自然的呼吸。

1組
各10 秒進行
3～5次

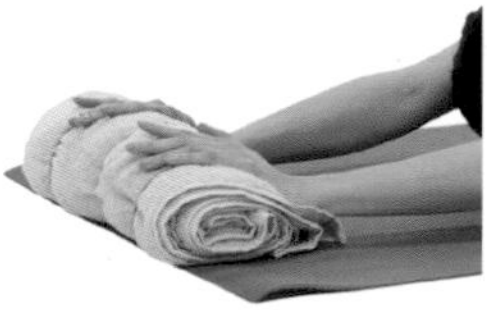

【手掌朝下】

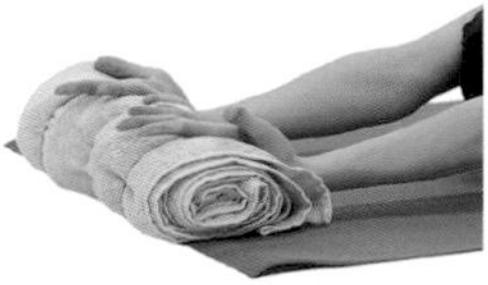

【手掌朝上】

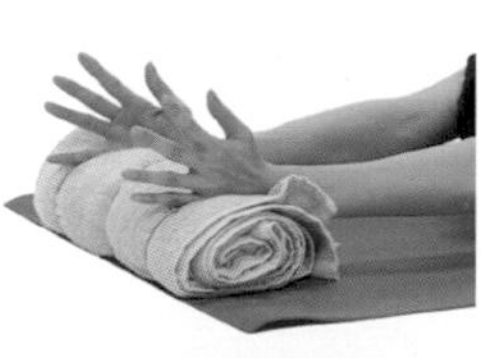

【手掌朝內側】

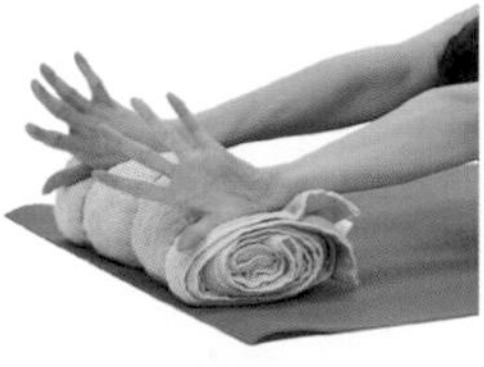

【手掌朝外側】

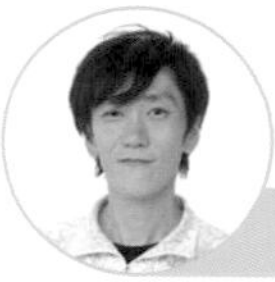

Point

運動肩胛骨可以活化促進燃燒體脂肪的棕色脂肪細胞，本體操可全方位運動到肩胛骨，非常適合想減重的人。

PART 5

拉背直脊操

減重篇

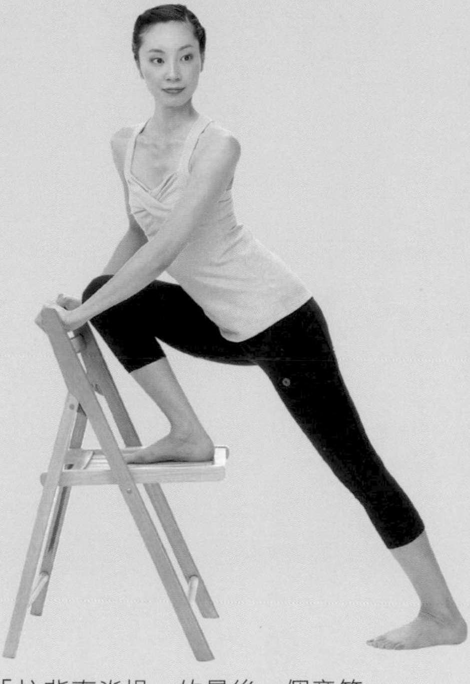

「拉背直脊操」的最後一個章節，
就是維持理想體型的體操。
但並不單單只是以減輕體重為目的，
利用縱向伸展能矯正已經橫向發展的體型，
趕走歪斜不正的骨骼、鬆軟無力的肌肉，
是從裡到外都要徹底改變的減重法。

拉背直脊操 減重篇

讓骨盆回到正確位置
按照症狀分類的骨盆體操

1天2～3組

縱向伸展體型
＝
骨盆位置正確

（不易發胖、看起來顯瘦、代謝正常、體型很平均、食量小也能滿足、心臟健康）

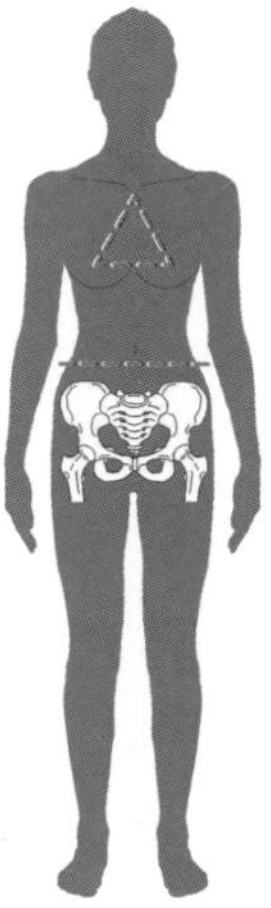

即使身高、體重一樣，一個看起來比較胖，一個看起來卻顯瘦，你想變成哪一個？

橫發體型
＝
骨盆歪斜不正

（容易發胖、食欲增加、代謝變差、呼吸很淺、體型不平均、增加心臟負擔）

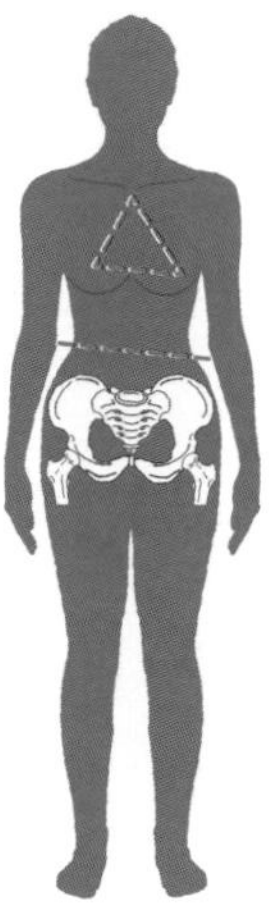

決定體型的關鍵因素在於「骨盆」的位置

姿勢不良的人，不只是脊椎會有問題，就連骨盆也會有「壞習慣」。拼命減肥也未見效果的人、腹部肥胖的「代謝症候群體型」的人，就是因為骨盆鬆弛，所以身體才會呈橫向發展的「橫發體型」。

「橫發體型」會對骨骼造成很大的負擔，因此經常發生身體不適、身材也看起來是「中廣型」的狀態。若持續進行「拉背直脊操」，就會從「橫發體型」變成看起來苗條的「縱向伸展體型」。

如果想更苗條、體型更緊實，請在每日進行的伸展操裡加入幾項「減重篇」的體操。因為不論男女都會發生骨盆鬆弛的情況，請先利用按照症狀分類的骨盆體操，從讓骨盆恢復到正確位置開始。

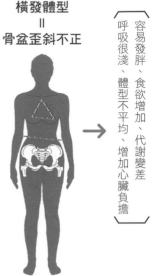

骨盆傾斜程度檢查

做動作前先確認骨盆的狀態。

骨盆的傾斜可能會向左右、前後、內外等方向發生，各種可能的組合總共有12個類型。左右傾斜的檢查方法和P29【檢查身體是否有左右不平衡的「側彎」】相同，並利用PART 2～4的體操改善。

這裡介紹的是檢查骨盆前後和內外的傾斜，再依各症狀進行改善的體操。

【前後傾斜的檢查方法】

靠牆坐下，背部到臀部都要緊貼著牆，兩膝併攏、豎起，觀察左右膝蓋的高度。

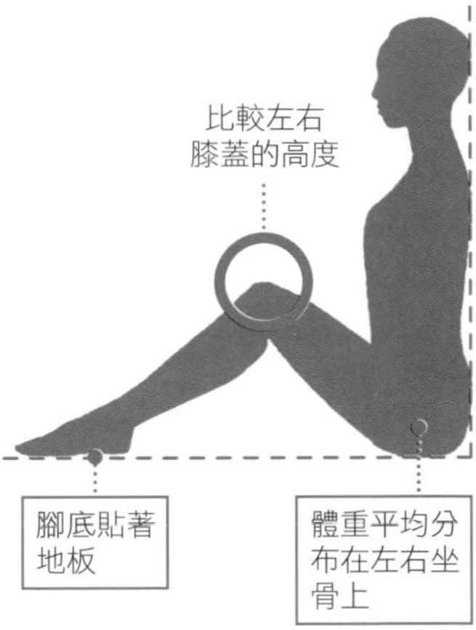

左右高度一致

→不必進行【矯正前後傾斜骨盆體操】（P80～81）。

左右高度不同

→符合以下其中之一，左右各自進行【矯正前後傾斜骨盆體操】（P80～81）。

膝蓋高的一邊　【前傾型】
膝蓋低的一邊　【後傾型】

【內外傾斜的檢查方法】

伸直膝蓋，雙腳張開到與肩同寬。閉上眼睛、做3次深呼吸之後，觀察左右腳尖的朝向。

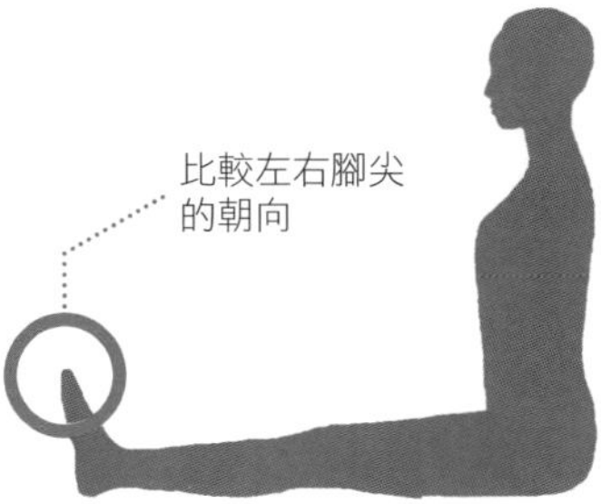

均等地向左右打開40～45度

→不用做【矯正內外傾斜骨盆體操】（P82～83）。

單側或兩側的腳尖朝向40～45度的內側或外側

→符合以下其中之一，左右各自進行【矯正內外傾斜骨盆體操】（P82～83）。

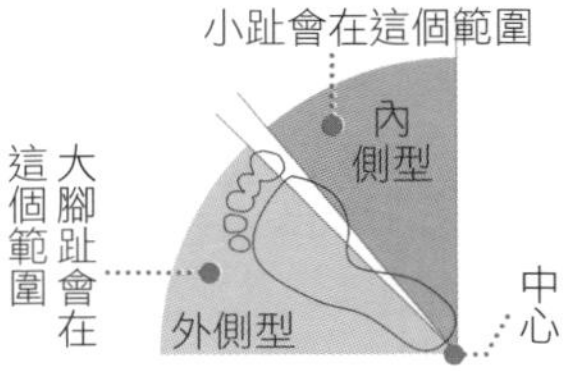

腳尖到地面超過40～45度的一邊　【內側型】
腳尖到地面低於40～45度的一邊　【外側型】

矯正前後傾斜骨盆體操

骨盆有前後傾斜狀況時進行。

【前傾型】膝蓋較高的一邊＝腳比較長＝骨盆往前傾斜的狀態

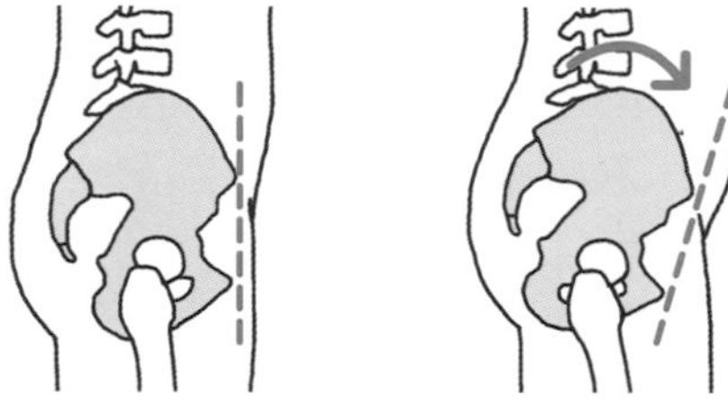

正確的位置

前傾型（前上方移位）

骨盆往前上方轉向移位的狀態。由於髖關節的位置相對降低，往前上方移位的一邊，腳就會相對比較長。

常見的症狀

・前傾的一邊小腿經常抽筋
・前傾的一邊臀部僵硬、腫脹
・坐下時，碰到前傾一邊的坐骨就會痛
・前傾側的臀部較高
・前傾側的腰部位置比較低（腰線歪斜）

【前傾型體操】

抬起比較長的那只腳、抱膝，以自然呼吸停留10秒。

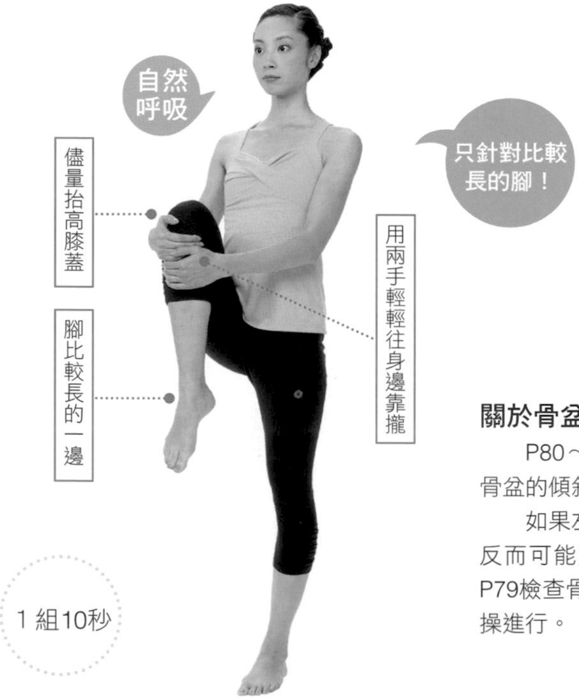

依照P79的【前後傾斜的檢查方法】，如果膝蓋左右高度不同，請進行這組體操。

關於骨盆體操

P80～85的體操，都是以矯正骨盆的傾斜為目的。

如果左右兩邊都做同一種體操，反而可能加劇傾斜狀況。請務必依P79檢查骨盆狀態，找出相對應的體操進行。

【後傾型】膝蓋較低的一邊＝腳比較短＝骨盆往後傾斜的狀態

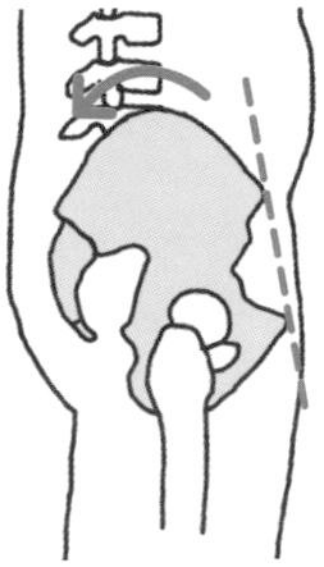

後傾型（後下方移位）

骨盆往後下方轉向的狀態。由於髖關節的位置相對提高了，往後下方移位那一邊的腳就會比較短。

常見的症狀

・髖關節動作不順、疼痛
・容易有坐骨神經痛的問題
・容易發生脊椎側彎
・從椅子上起身時腰會痛
・臀部比較寬大

【後傾型體操】

兩手握著椅背等支撐物，再撐起身體，將比較短的腿往後方伸直做拉提，提到感覺臀部到腹股溝間有緊繃感的程度後停留，採自然呼吸法並停留10秒。

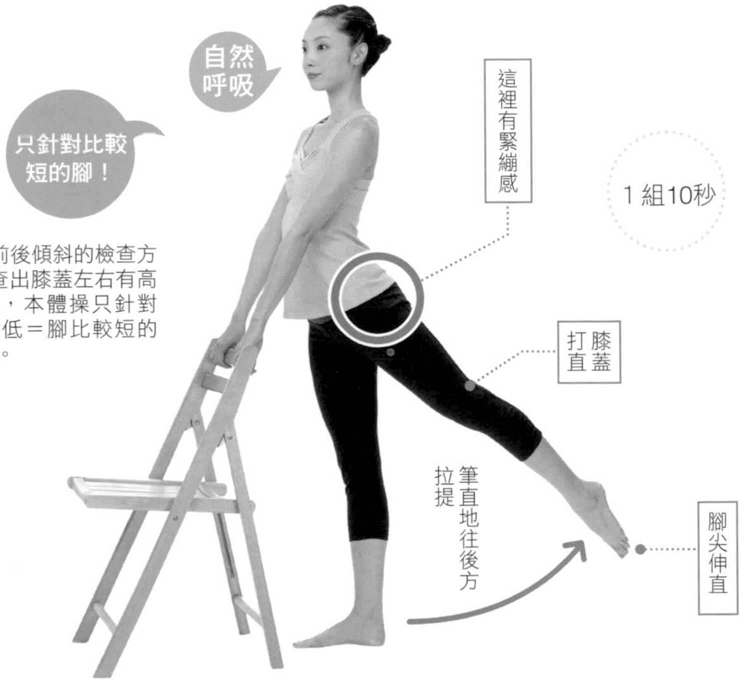

依P79【前後傾斜的檢查方法】，檢查出膝蓋左右有高度差的人，本體操只針對膝蓋比較低＝腳比較短的一邊進行。

矯正內外傾斜骨盆體操

當骨盆有往內側、外側傾斜狀況時進行。

【內側型】腳尖朝外側＝髂骨往內側緊閉的狀態

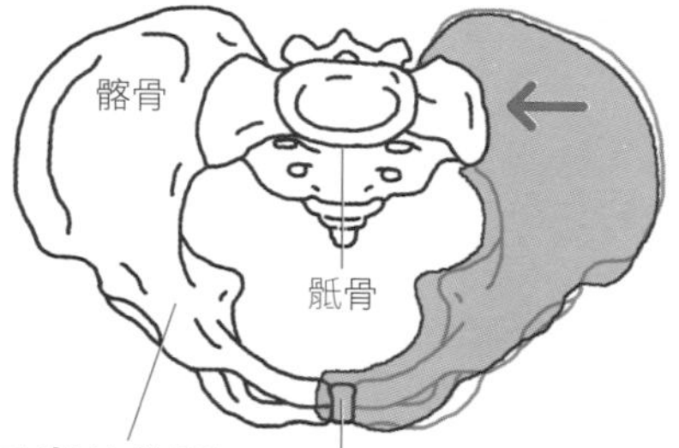

骨盆前上方

內側型（內側移位）

以骶骨為軸心，髂骨往內側緊閉的狀態。由於髖關節的位置也相對往後移，所以內側移位的那一邊腳就會比較長。恥骨聯合的位置也跟著移動，而另一邊的髂骨也會鬆動，這種情況下多半會引發骨盆前後、左右複合式的移位。

常見的症狀

- 內側型的腳，有O型腿傾向
- 內側型腿的腹股溝和臀部會有疼痛感
- 髖關節在活動時會有疼痛感
- 腳比較長
- 容易便秘
- 內臟有下垂感

1組10秒

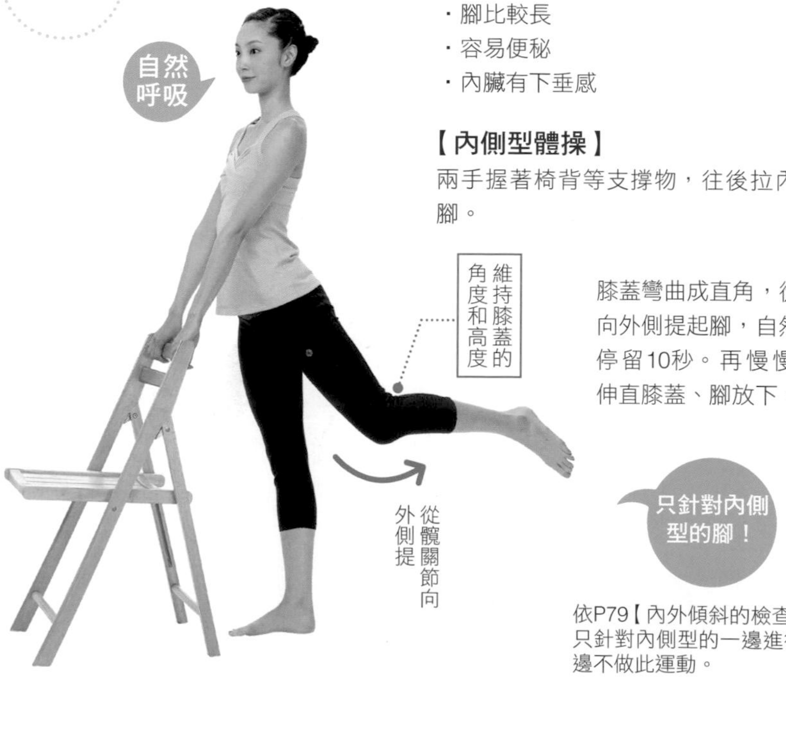

【內側型體操】

兩手握著椅背等支撐物，往後拉內側型的腳。

膝蓋彎曲成直角，從髖關節向外側提起腳，自然呼吸並停留10秒。再慢慢復原，伸直膝蓋、腳放下。

依P79【內外傾斜的檢查方法】，只針對內側型的一邊進行，另一邊不做此運動。

【外側型】腳尖朝內側＝髂骨往外側開的狀態

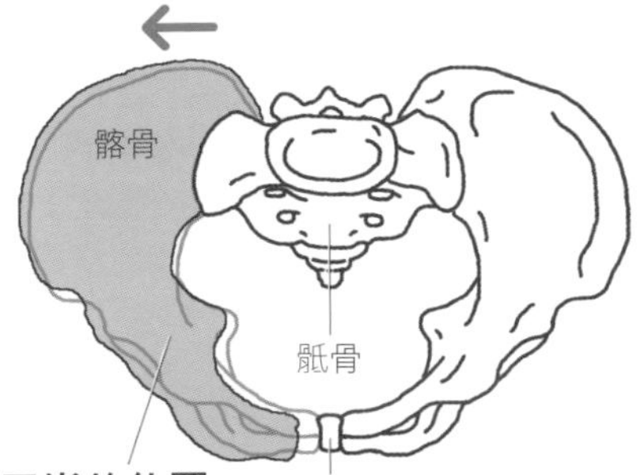

外側型（外側移位）

以骶骨為軸心，髂骨往外側開放的狀態。由於髖關節的位置相對往前移，外側移位的那一邊腳就會比較短。恥骨聯合的位置也跟著移動，而另一邊的髂骨也會鬆動，這樣也多半會引發前後、左右複合式的骨盆移位。

常見的症狀

- O型腳，偏內八
- 容易引起腰痛
- 腳比較短
- 腳後跟會痛
- 臀部上方會痛
- 在產後女性身上常見，為產後腰痛、產後肥胖原因

【外側型體操】

兩手握著椅背等支撐物，往後拉提外側型的腳。

膝蓋彎曲成直角，從髖關節向內側提起腳，自然呼吸並停留10秒。再慢慢復原，伸直膝蓋、腳放下。

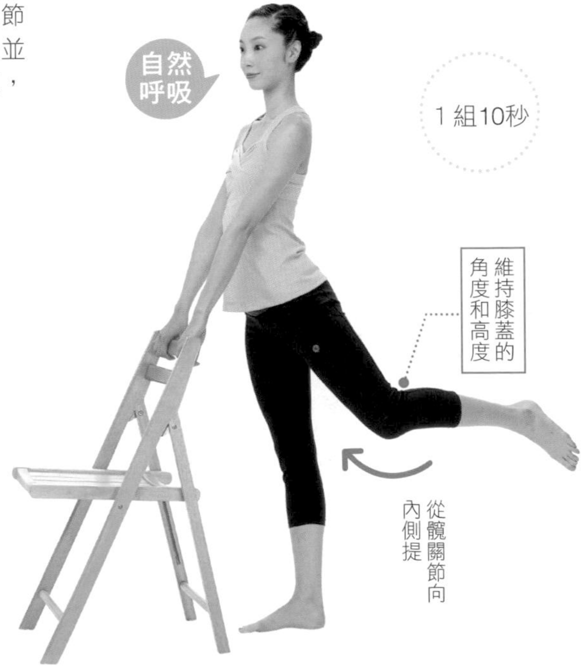

只針對外側型的腳！

依P79【內外傾斜的檢查方法】，只針對有外側型狀況的一邊進行。

矯正骨盆深蹲操

變換雙腳的位置進行動作，
是所有骨盆歪斜類型都通用的體操。

【確認站立時腳的狀態】

先依P79的檢查結果，確認站姿是否正確。如果問題只有左右腳的長度不同，請依【基本站姿】進行此運動。若還有合併內外傾斜的狀況，則請從下列表中選擇符合的項目。

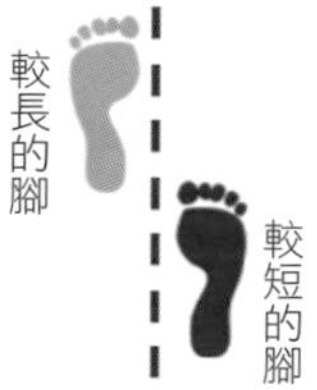

【基本站姿】

比較短的腳往後移半步。

較長的腳為內側型	較長的腳為外側型	較短的腳為內側型	較短的腳為外側型
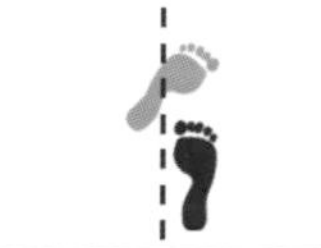	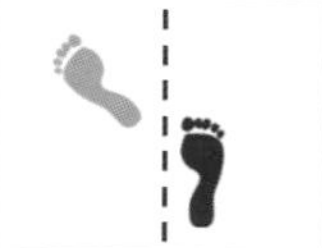	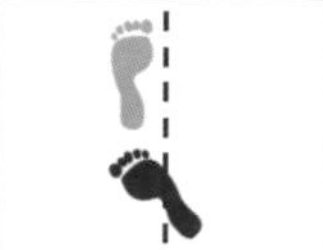	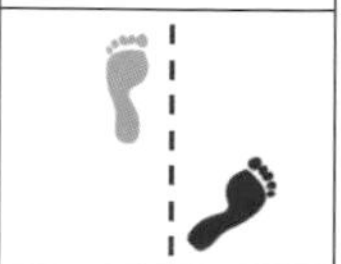
較長的腳為外側型 較短的腳為內側型	較長的腳為內側型 較短的腳為外側型	兩邊都是內側型	兩邊都是外側型
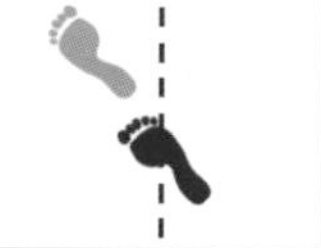	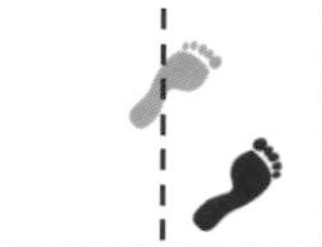	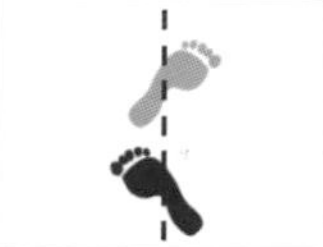	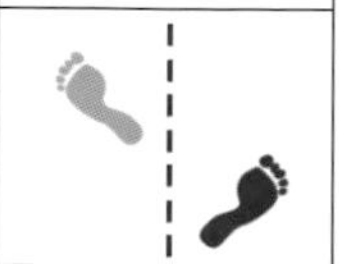

內側型＝腳尖朝內　外側型＝腳尖朝外

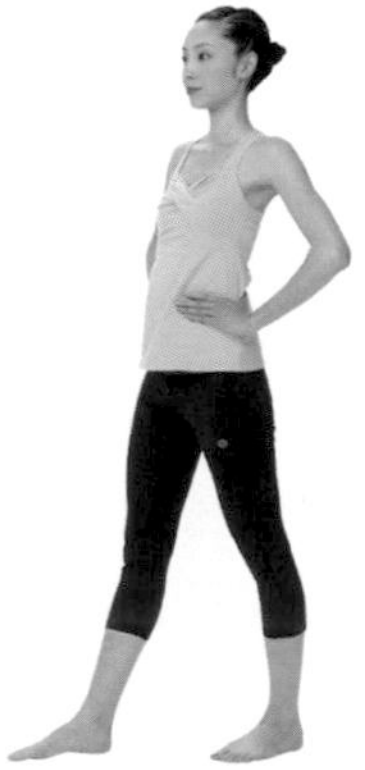

開始的姿勢

較短的腳往後移半步、決定腳的站姿，兩手叉腰。

1組10次

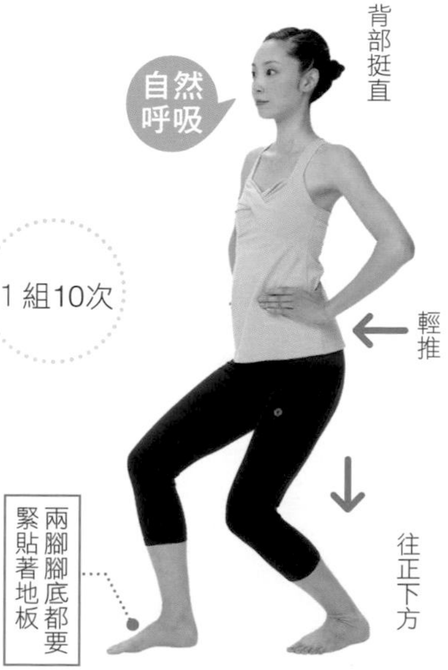

自然呼吸
背部挺直
輕推
往正下方
兩腳腳底都要緊貼著地板

雙手放在骨盆上慢慢往下蹲，再慢慢回復，重複做10次。

以符合自己狀態的站姿進行！

若無法判斷為內側型或外側型，則以基本站姿進行。

骨盆併攏體操

若是有橫向發展的傾斜，請利用本體操矯正。

右	檢查左右移位	左
□	腳比較長的一邊	□
□	脖子轉向時較不靈活的一邊	□
□	腰（髂骨）位置較高的一邊	□
□	腳底經常長水泡的一邊	□
□	身體躺下時不靈活的一邊	□

檢查為 1～5個

沒有符合項目
→不必進行本體操

左右檢查結果為同數，或是左右各1～5個
→【右側併攏體操】、【左側併攏體操】進行相同的次數

檢查為 1～5個

【右側併攏體操】

左手置於骨盆上，上半身往左側傾斜，再緩緩地回到原本的位置。

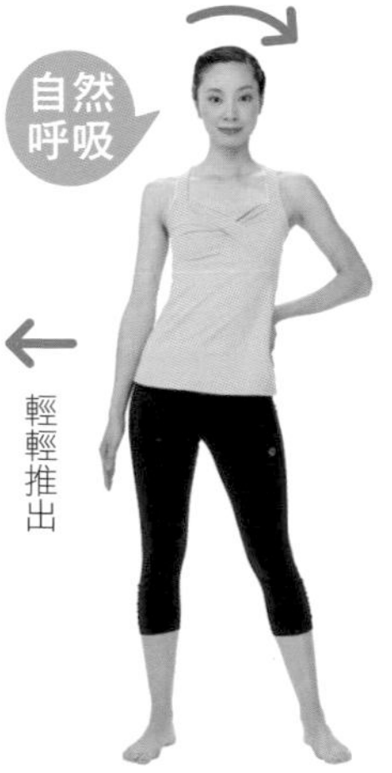

開始的姿勢

後腦杓、背部、臀部貼著牆壁，兩腳張開與肩同寬站立。

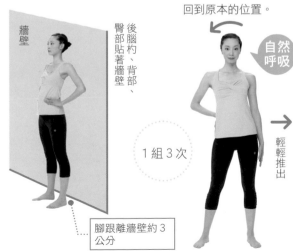

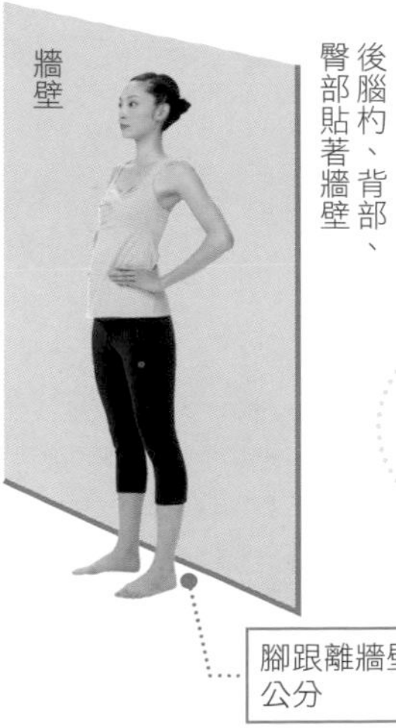

1組3次

【左側併攏體操】

右手置於骨盆，上半身往右側傾斜，再緩緩地回到原本的位置。

拉背直脊操
減重篇

可以使全身均衡緊實

縱向伸展體操

1天1～2組

同時兼具局部重點緊實和雕塑全身曲線的效果

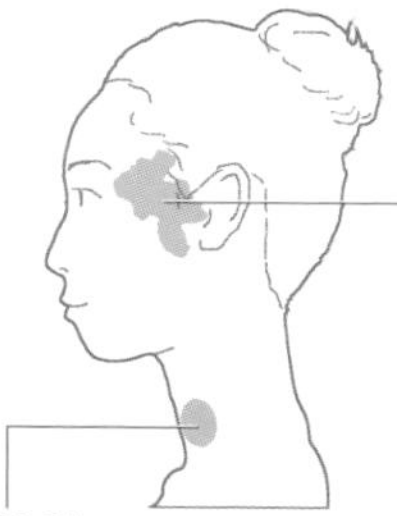

顳骨
支配著荷爾蒙分泌的腦下垂體就在這裡
甲狀腺
一旦甲狀腺的平衡被打亂，身體就會開始過度囤積脂肪。

頭部

【頸部體操】P90

消除頸部僵硬、疼痛。還可改善虛寒的毛病，並且刺激甲狀腺、使多餘的體脂肪不易囤積。

【小臉體操】P92～93

刺激顳骨和頭皮，可以調整荷爾蒙的平衡，有效抗老、維護肌膚和毛髮健康。

下半身

大腿、臀部【大腿曲線拉伸】P88
大腿【夾毛巾深蹲】P89
小腿、腳踝【提足】P89

矯正骨盆的傾斜狀況，改善O型腿和X型腿，雕塑出漂亮的腿形和臀形。下半身的血液循環變好，浮腫狀況也能獲得改善。

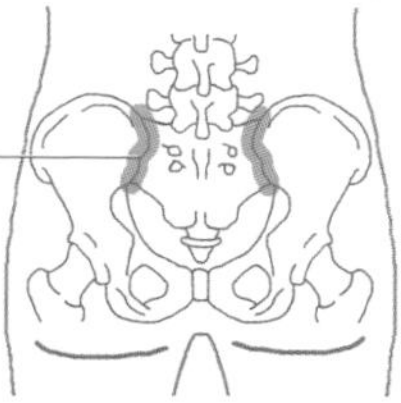

骶髂關節

當可動範圍極窄的骶髂關節變硬，就會產生腰痛、生理痛等疼痛。利用大腿緊實體操和拉伸，可以提高骶髂關節的柔軟性。

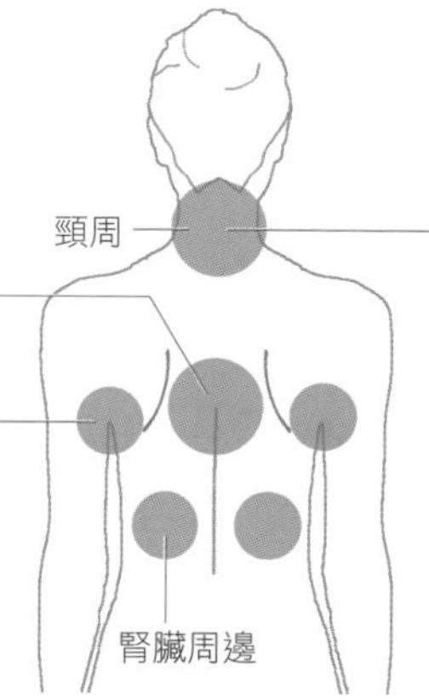

頸周
肩胛骨周邊
腋下
腎臟周邊
棕色脂肪細胞
燃燒脂肪的棕色脂肪細胞，約佔所有體脂肪的1%，而且集中分布在背部。

上半身

腹部【仰臥提腿】P87
腰部【扭腰提膝】P88
上臂【反向伏地挺身】P90
胸、背部【縱向伸展彈力繩體操】P91

緊實腹部、腰部、背部，活化有「減肥細胞」別稱的棕色脂肪細胞，提高體脂肪的燃燒。

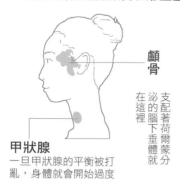

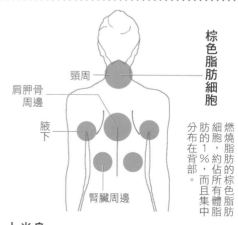

腹部【仰臥提腿】

搭配拉背直脊呼吸法一起進行，效果更好！

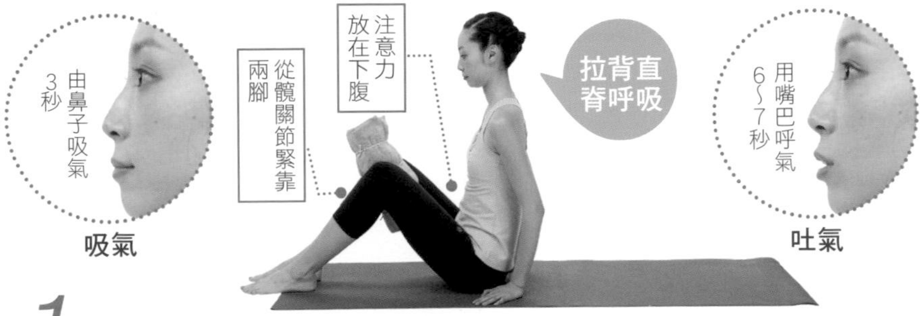
由鼻子吸氣3秒
吸氣
從髖關節緊靠兩腳
注意力放在下腹
拉背直脊呼吸
用嘴巴呼氣6～7秒
吐氣

1. 坐在地上，兩腳併攏、膝蓋豎起，兩膝中間垂直夾著拉背直脊枕。兩手撐在地面上、挺直腰桿，反覆進行5次「拉背直脊呼吸法」（P44～45）。

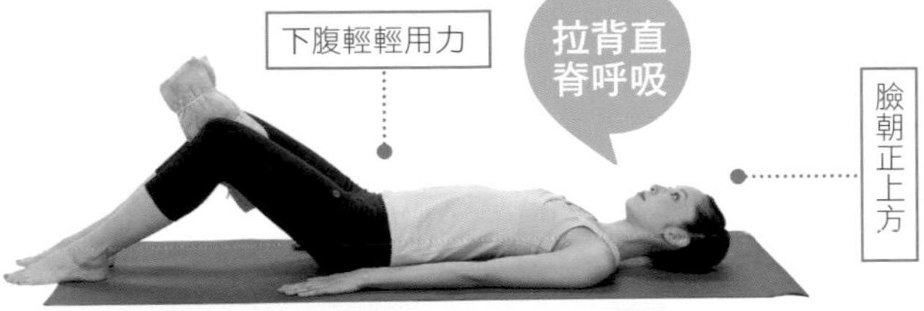
下腹輕輕用力
拉背直脊呼吸
臉朝正上方

2. 仰躺，膝蓋夾著枕頭，反覆進行5次「拉背直脊呼吸法」。

1組10次

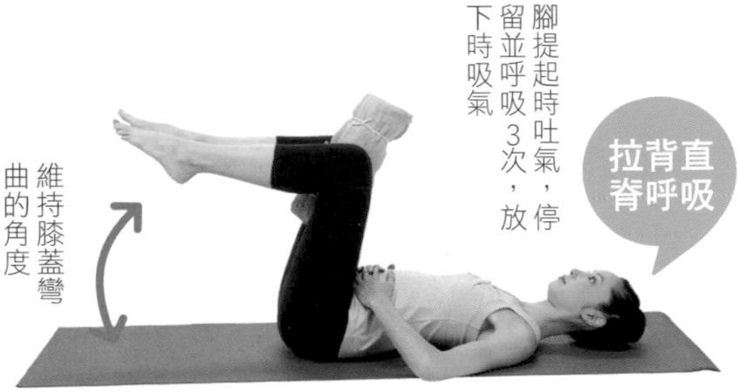
維持膝蓋彎曲的角度
腳提起時吐氣，停留並呼吸3次，放下時吸氣
拉背直脊呼吸

3. 兩手交疊放在肚臍下方，一邊吐氣、一邊緩緩提起兩腳，讓膝蓋往胸前靠近。在臀部（尾骨）快要離開地面時停止，做3次呼吸，再一邊吸氣一邊緩緩復原。將注意力放在「拉背直脊呼吸法」，反覆進行10次。

腰部【扭腰提膝】

使用有椅背的椅子來練習。

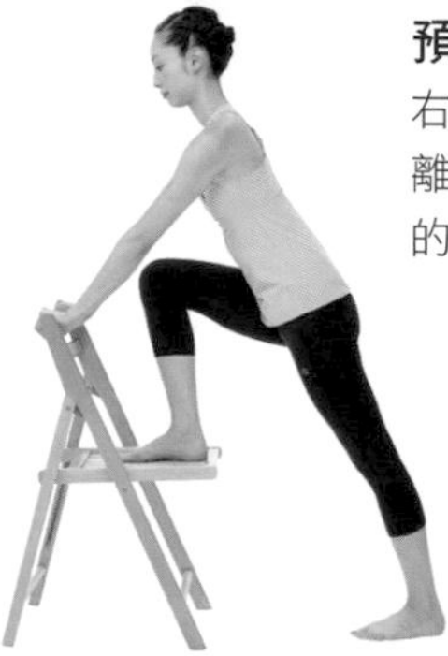

預備的姿勢

右腳放在椅子上，兩手緊緊抓著椅背。左腳放在距離椅子約一步的地方，頭頂到腳後跟必須呈一直線的狀態。

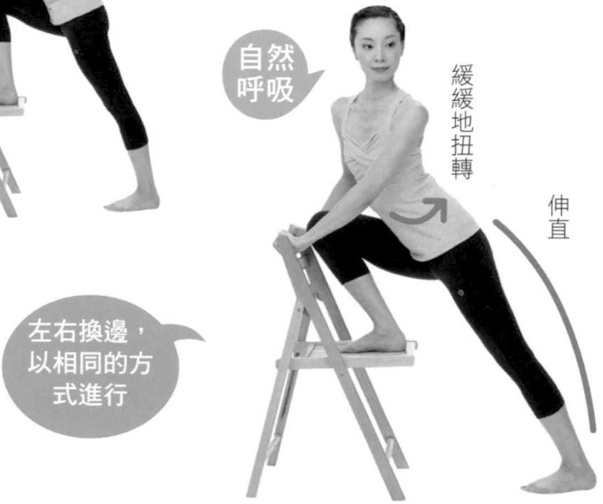
自然呼吸
緩緩地扭轉
伸直
左右換邊，以相同的方式進行

1組
左右各5次
總共10次

右膝往椅背靠過去，同時往左邊扭轉腰部。扭到能力所及的地方時，採自然呼吸法並停留10秒。緩緩回到預備姿勢，反覆進行5次。

大腿、臀部【大腿曲線拉伸】

接著上面的體操繼續進行。

預備的姿勢

和【扭腰提膝】一樣。

身體往前傾，使胸部和膝蓋貼近。左大腿也往前傾，當右臀有被完全伸展的感覺時，自然呼吸並停留10秒。緩緩回復到預備動作，反覆進行5次。

1組
左右各5次
總共10次

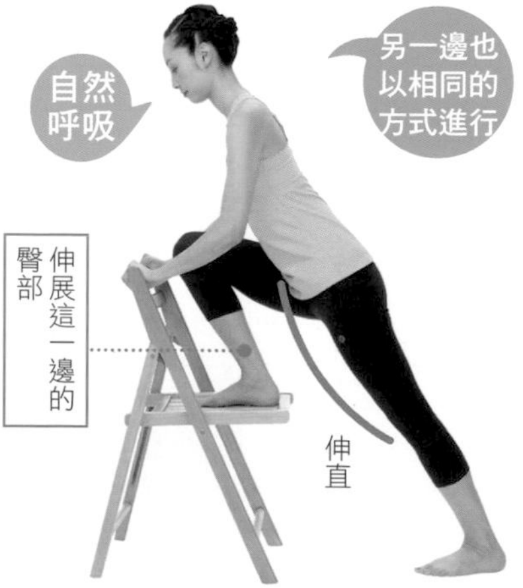

大腿【夾毛巾深蹲】

訓練大腿內側肌肉的效果絕佳！

預備動作

兩膝夾著拉背直脊枕站立，兩手插腰。

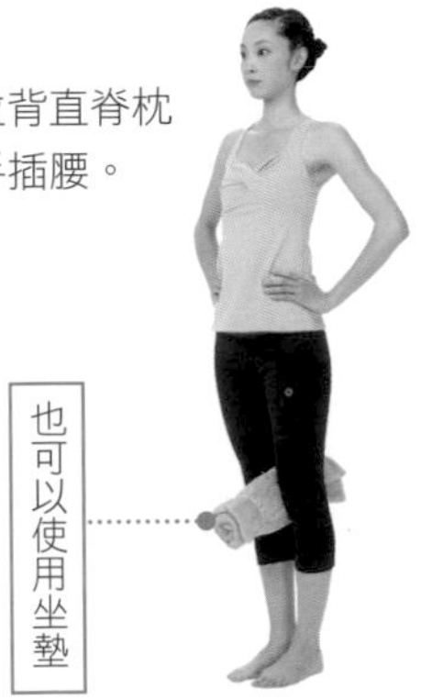
也可以使用坐墊

1組
10～30次

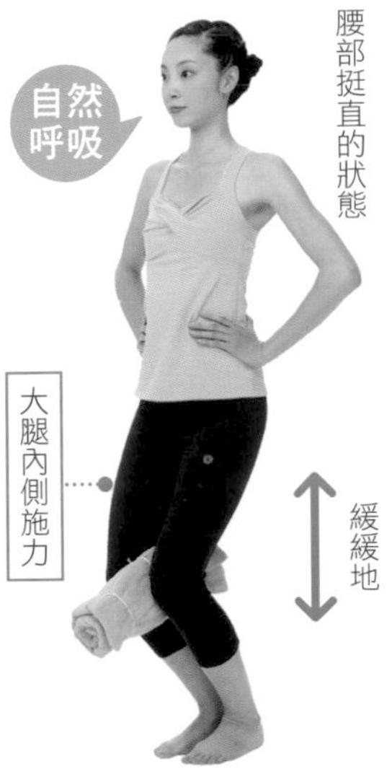

蹲下時吸氣，自然的呼吸並停留3秒，邊吐氣邊回復

一面吸氣、一面蹲下到可以做到的高度。用力夾緊大腿內側，停留３秒。邊吐氣邊復原，反覆進行10～30次。

小腿、腳踝【提足】

也可消除腿部浮腫。

預備動作

兩手放在椅背等支撐物上，兩腳張開與肩同寬站立。

1組10次

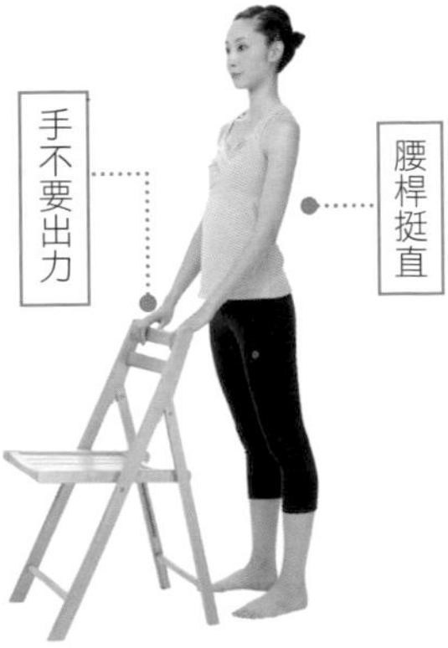
手不要出力
腰桿挺直

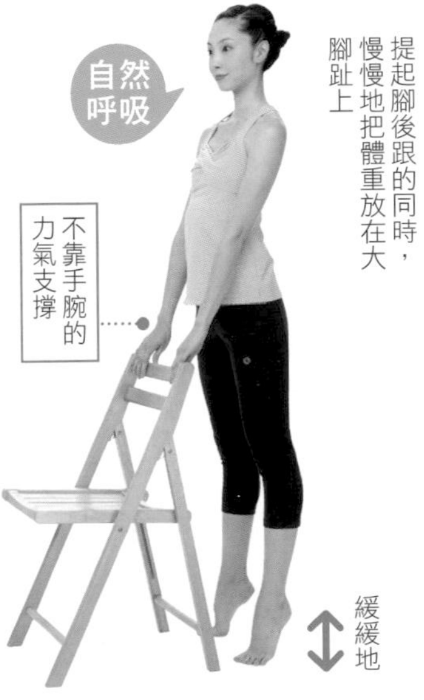
自然呼吸
提起腳後跟的同時，慢慢地把體重放在大腳趾上
不靠手腕的力氣支撐
緩緩地

緩緩地提起腳後跟到可以做到的高度，採自然的呼吸法，並停留３秒。緩緩地回復，反覆進行10次。

上臂【反向伏地挺身】

同時也能鍛鍊到胸部、背部。

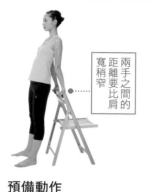

預備動作

背對著有椅背的椅子，兩腳張開與肩同寬。反手握著椅背，手肘朝向後方。

1 組10次

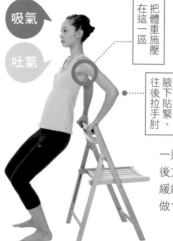

一邊吸氣，一邊緩緩往後方彎曲手肘；吐氣時緩緩地伸直手肘。反覆做10次。

頸、胸【頸部體操】

雕塑頸部到胸前這一帶的線條，也可消除虛寒、頸部僵硬等問題。

1 組 3 次

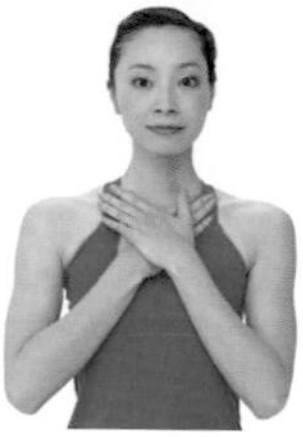

1. 兩手交疊在鎖骨中心偏下方一點的地方。

2. 像輕輕往下拉扯的感覺，將兩手往下推，同時緩緩地往後伸展脖子，採自然呼吸法並停留 3 秒，再緩緩地復原。

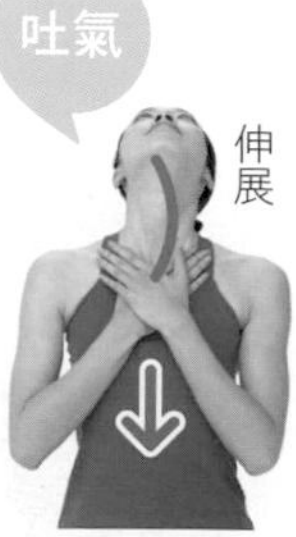

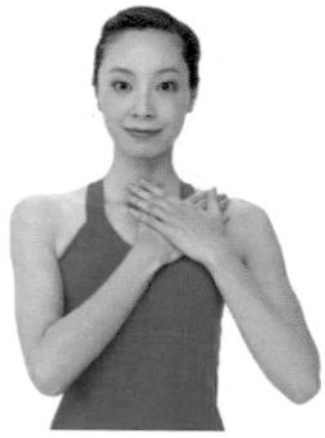

3. 兩手交疊在左邊鎖骨偏下方的地方。

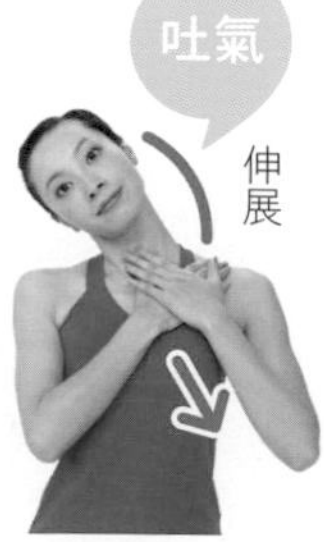

另一邊也用相同的方式進行

4. 和步驟 2 的方式一樣，往右伸展脖子。左右互換，以相同的方式做步驟 3～4 的伸展動作。

胸、背部【縱向伸展彈力繩體操】

能充分刺激到「燃燒細胞」，使其發揮功效的動作！

【胸部】預備的姿勢

將彈力繩套在兩手的手肘和手腕中間，雙手往左右張開。

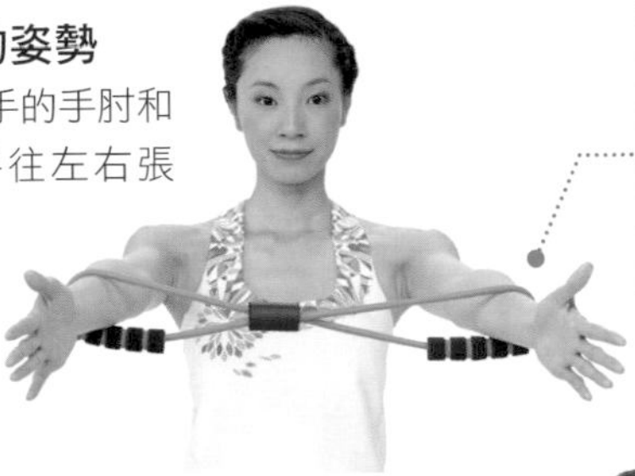

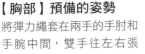

1組10次

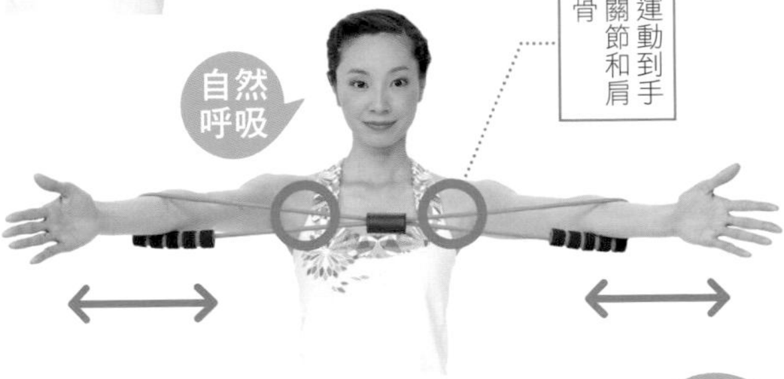
會運動到手腕關節和肩胛骨

伸直手肘，同時往左右兩邊張開雙手，往彈力繩收縮的反方向撐開，再緩緩地回復。

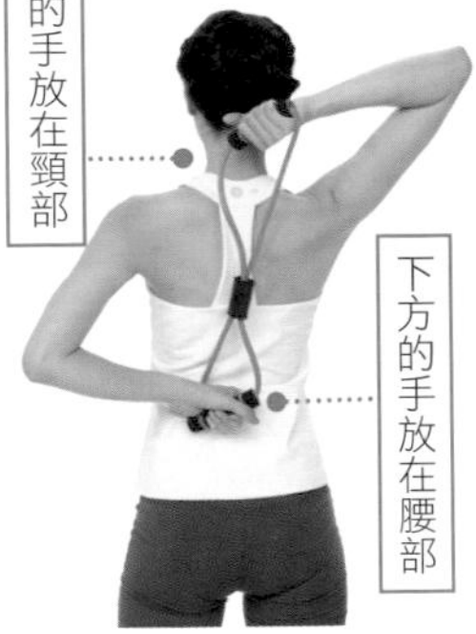
上方的手放在頸部

【背部】預備的姿勢

延著脊椎的延伸線，將右手放在頸部的位置，左手放在腰部，兩手握著彈力繩。

1組
左右
各10次

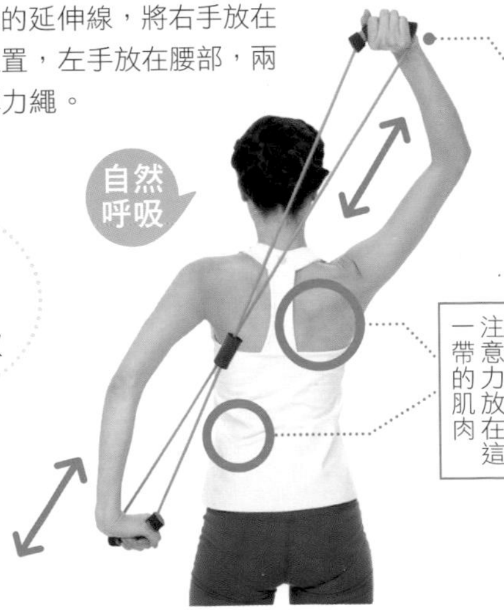
另一邊也用相同方式進行
呈對角線慢慢地拉開

右手往斜上方、左手往斜下方，呈對角線的方式緩緩拉動彈力繩，用力撐開，再緩緩地回復。另一邊也用相同的方式進行，左右各做10次。

小臉【臉部骨骼伸展】

雕塑臉部歪斜情形，
變成小V臉！

上面的手按著
左右兩邊太陽穴

下面的手按著
左右顴骨下方

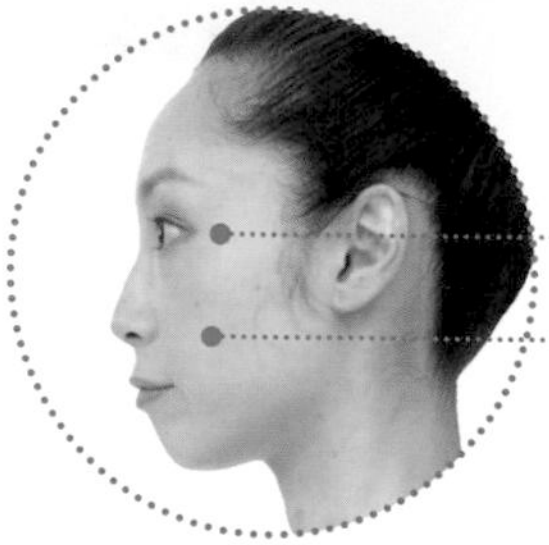

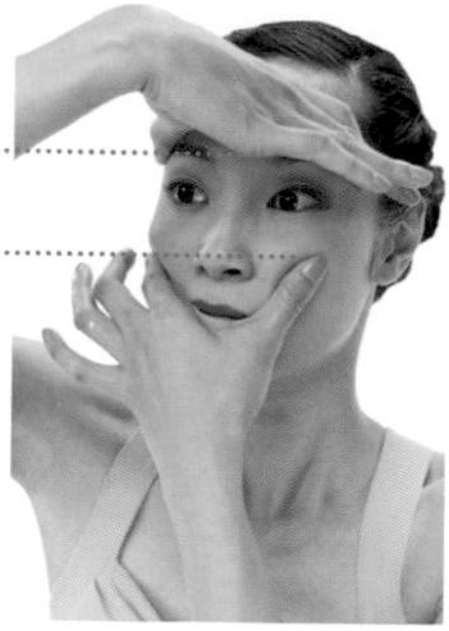

手的預備位置

一隻手按著左右太陽穴（顳骨）。
另一隻手從顴骨下方撐起臉部。

往左右移動

1組
20～30次

上方的手和下方的手往反方向推，左右交互移動。
緩緩地深呼吸，並且重複進行20～30次。

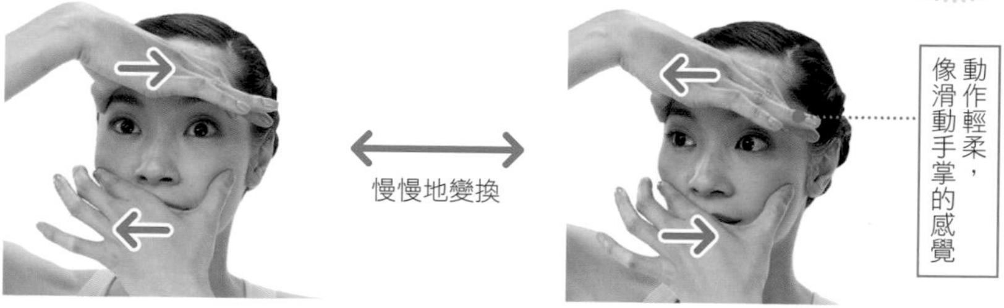

往上下移動

上方的手和下方的手，在太陽穴和下巴等部位反方向上下移動。

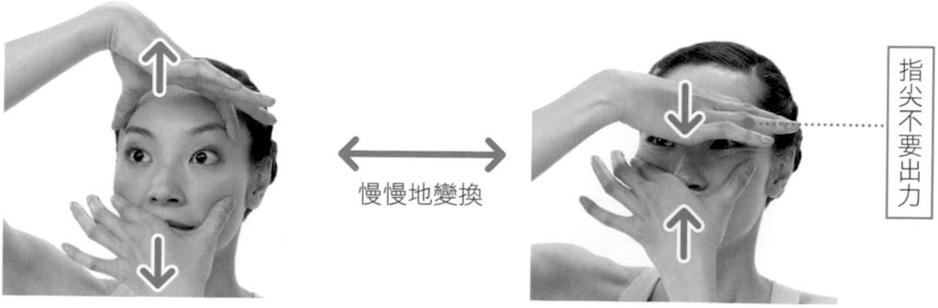

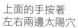

小臉【貓眼體操】

可以讓眼睛明亮有神，
也能消除眼睛疲勞、改善老花眼。

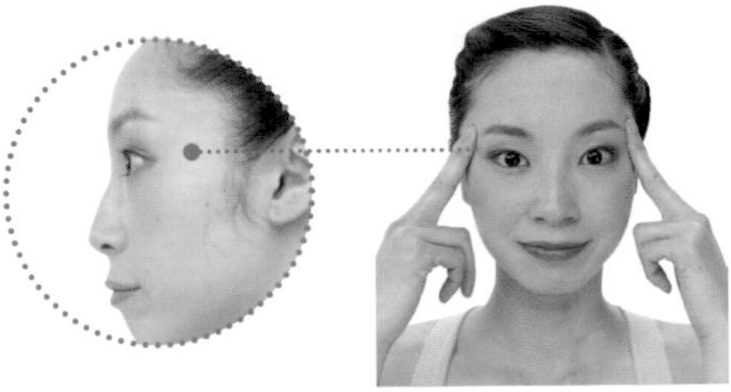

放在輕壓太陽穴凹陷處時會覺得舒服的地方。

手的預備位置

中指放在左右的太陽穴（顳骨）的凹陷處。

眼角上揚

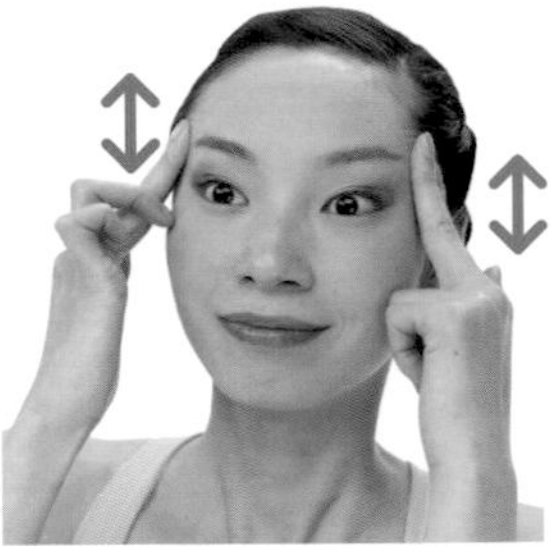

吸氣時指尖往上輕推，吐氣時放鬆，反覆進行10次。

動作輕柔配合呼吸的節奏

眼角下垂

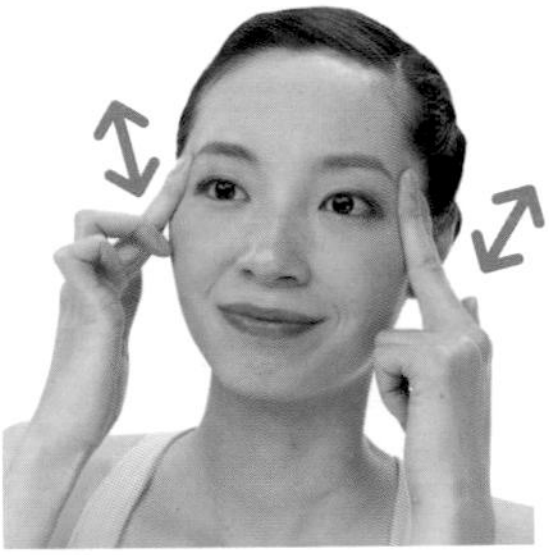

吸氣時指尖往斜下方輕推，吐氣時放鬆，反覆進行10次。

轉圈圈

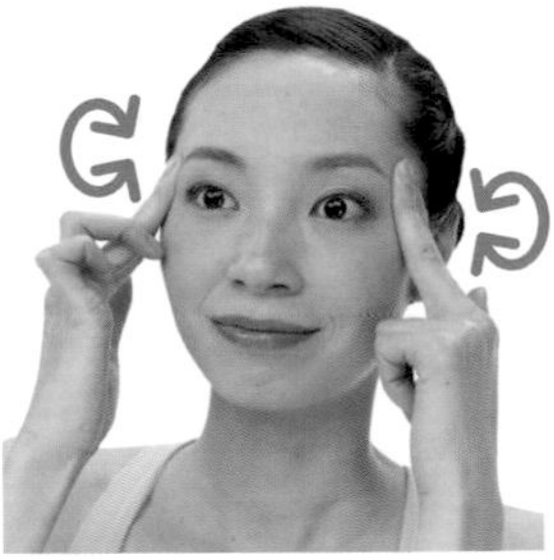

用指尖畫圓，並搭配和緩的自然呼吸。雙手手指同時往前轉５圈，再往後轉５圈。

貓眼

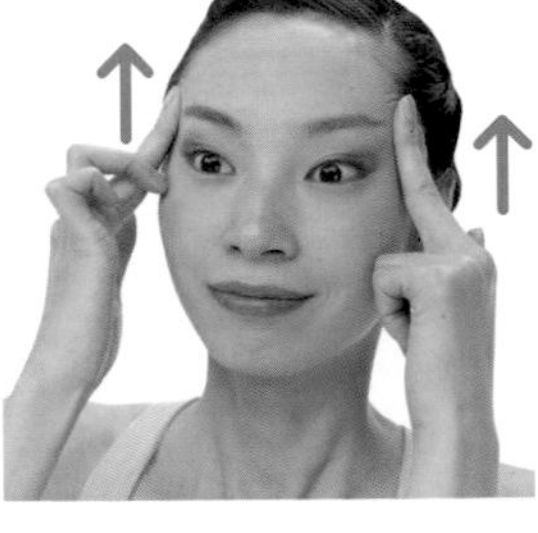

用手指往上輕推眼尾，自然呼吸並停留３秒，再鬆開手指。

隨時都可以做，多做幾組都ＯＫ

台灣廣廈 國際出版集團
Taiwan Mansion International Group

國家圖書館出版品預行編目（CIP）資料

我要再長高7cm!：日本脊椎治療權威獨創【拉背直脊操】，有效挺直脊椎、強化肌力，就算大人也可以再長高！/ 清水真作；鄭睿芝翻譯. -- 新北市：臺灣廣廈, 2017.04
面； 公分
ISBN 978-986-130-355-0(平裝)
1.減重 2.健康法

416.616 106002335

日本製作團隊

攝　　影／矢野雅之（講談社寫真部）
造　　型／野澤優香
髮型＆化妝／中井善治（APPLIL）
模 特 兒／高橋京子
編輯協助／稲田智子
服裝協助／EASY YOGA JAPAN
裝　　訂／村澤尚美（NAOMI DESIGN AGENCY）

瑞麗美人

我要再長高7cm：日本脊椎治療權威獨創【拉背直脊操】，有效挺直脊椎、強化肌力，就算大人也可以再長高！

作　　者／清水真
翻　　譯／鄭睿芝
編輯中心／第二編輯室
編 輯 長／張秀環
封面設計／呂佳芳・**內頁排版**／菩薩蠻數位文化有限公司
製版・印刷・裝訂／東豪・弼聖・明和

行企研發中心總監／陳冠蒨
媒體公關組／陳柔彣
綜合業務組／何欣穎
線上學習中心總監／陳冠蒨
產品企製組／顏佑婷
企製開發組／江季珊、張哲剛

發 行 人／江媛珍
法律顧問／第一國際法律事務所 余淑杏律師・北辰著作權事務所 蕭雄淋律師
出　　版／台灣廣廈有聲圖書有限公司
地址：新北市235中和區中山路二段359巷7號2樓
電話：（886）2-2225-5777・傳真：（886）2-2225-8052

全球總經銷／知遠文化事業有限公司
地址：新北市222深坑區北深路三段155巷25號5樓
電話：（886）2-2664-8800・傳真：（886）2-2664-8801
郵 政 劃 撥／劃撥帳號：18836722
劃撥戶名：知遠文化事業有限公司（※單次購書金額未達1000元，請另付70元郵資。）

■出版日期：2017年4月
ISBN：978-986-130-355-0
■初版14刷：2024年8月

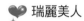

廣 告 回 信
板橋郵局登記證
板橋廣字第771號
免 貼 郵 票

台灣廣廈 國際出版集團 Taiwan Mansion International Group

23586 新北市中和區中山路二段359巷7號2樓

瑞麗美人國際媒體　編輯部 收

讀者服務專線：(02) 2225-5777

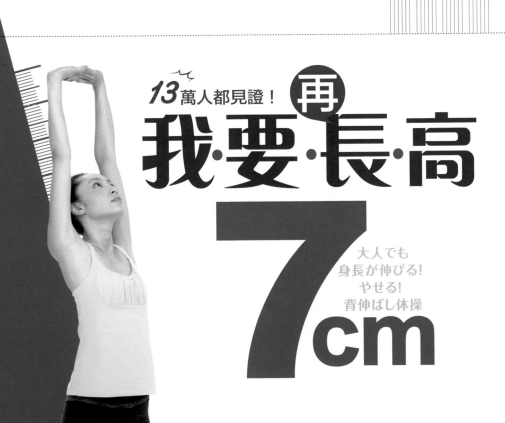

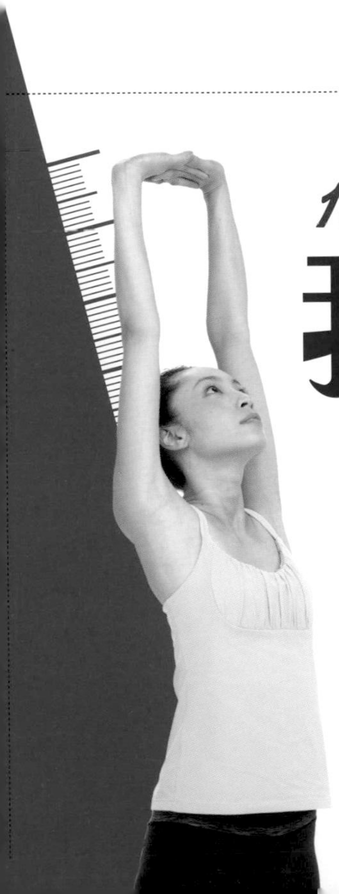

13萬人都見證！

我‧要‧再‧長‧高 7cm

大人でも
身長が伸びる!
やせる!
背伸ばし体操

新國民健康系列讀者回函

讀者資料（本資料只供出版社內部建檔及寄送書訊使用）

1. 姓名：________________________
2. 性別：□男 □女
3. 出生：民國_____年_____月_____日
4. 學歷：□大學以上 □大學 □ 專科 □高中（職）□國中 □國小
5. 地址：________________________
6. 電話：________________________
7. E-mail：________________________

購書資訊

1. 本書是在下列哪個通路購買？ □博客來 □金石堂（含金石堂網路書店） □誠品 □何嘉仁 □墊腳石 □其他________________（請填寫書店名稱）
2. 您購買本書的原因？ □封面很吸引人 □喜歡這個主題 □內容很好，想買回去參考 □其他________________
3. 您覺得本書的內容？（可複選） □圖片精美 □實用簡單 □包裝設計 □內容充實 □其他________________
4. 您對本書有哪些建議？ □內容不夠充實 □封面不夠吸引人 □內頁編排有待加強 □其他________________
5. 為保障個資並遵守保護法規，您的電子信箱是否願意收到瑞麗美人出版相關資料？ □願意 □不願意

對瑞麗美人國際媒體的建議

1. 您希望在瑞麗美人看到哪些企劃？

____

2. 您最近有經常逛部落格嗎？哪位部落客出書會吸引您購買？（請說明原因）

____

3. 您是否購買過藝人出的書？哪位藝人出書會吸引您購買？（請說明原因）

____

4. 您是否購買過其他瘦身、健康類書籍？有哪些？

____

5. 您會希望看到哪一類的瘦身、健康類的書籍？

____